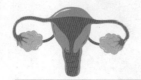

子宫颈癌防控早知道

顾　问　梁晓峰

主　编　王临虹　张伶俐

副主编　刘召芬　谭先杰　凌　斌

编　委　（按姓氏笔画排序）

　　　　王临虹　冯定庆　邢玉树　刘　倩　刘　涵

　　　　刘召芬　李　川　李　娜　李　燕　李　璐

　　　　李明珠　杨　鹏　杨艳梅　宋　波　张多多

　　　　张伶俐　范宏博　赵辰光　贾萌萌　梁　静

　　　　董　超　楚　超　廖朋美　谭先杰　燕　声

绘　图　万　涛

U0199499

人民卫生出版社

·北京·

图书在版编目（CIP）数据

子宫颈癌防控早知道 / 王临虹，张伶俐主编 . —北京：人民卫生出版社，2021.7（2022.6 重印）

ISBN 978-7-117-31776-4

Ⅰ.①子…　Ⅱ.①王…②张…　Ⅲ.①子宫颈疾病 —癌 —防治　Ⅳ.①R737.33

中国版本图书馆 CIP 数据核字（2021）第 128218 号

人卫智网	www.ipmph.com	医学教育、学术、考试、健康，购书智慧智能综合服务平台
人卫官网	www.pmph.com	人卫官方资讯发布平台

子宫颈癌防控早知道
Zigongjing'ai Fangkong Zaozhidao

主　　编：王临虹　张伶俐
出版发行：人民卫生出版社（中继线 010-59780011）
地　　址：北京市朝阳区潘家园南里 19 号
邮　　编：100021
E - mail：pmph @ pmph.com
购书热线：010-59787592　010-59787584　010-65264830
印　　刷：北京华联印刷有限公司
经　　销：新华书店
开　　本：889×1194　1/32　　印张：6
字　　数：135 千字
版　　次：2021 年 7 月第 1 版
印　　次：2022 年 6 月第 2 次印刷
标准书号：ISBN 978-7-117-31776-4
定　　价：55.00 元

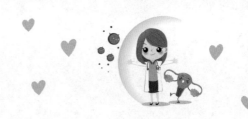

中国子宫颈癌预防控制科普项目专家委员会

主 任 委 员　王陇德　中华预防医学会

副主任委员　郎景和　北京协和医院

　　　　　　　赵　铠　北京生物制品研究所

　　　　　　　侯云德　中国疾病预防控制中心病毒病预防控制所

　　　　　　　徐建国　中国疾病预防控制中心病毒病预防控制所

委　　　员（按姓氏笔画排序）

　　　　　　　王华庆　中国疾病预防控制中心

　　　　　　　王建六　北京大学人民医院

　　　　　　　王临虹　中国疾病预防控制中心

　　　　　　　朱　兰　北京协和医院

　　　　　　　乔友林　中国医学科学院肿瘤研究所

　　　　　　　孟元光　中国人民解放军总医院第七医学中心

　　　　　　　赵　平　中国医学科学院肿瘤医院

　　　　　　　段　华　首都医科大学附属北京妇产医院

　　　　　　　凌　斌　中日友好医院

　　　　　　　梁晓峰　暨南大学

　　　　　　　谭先杰　北京协和医院

　　　　　　　魏丽惠　北京大学人民医院

序

　　子宫颈癌是中国女性最常见的恶性肿瘤之一。世界卫生组织（World Health Organization，WHO）最新数据显示，2018年全球子宫颈癌新发病例约57万人，死亡超过31万人。我国肿瘤监测数据显示，2015年新发子宫颈癌11.1万人，死亡3.4万人。自2000年以来，我国子宫颈癌的发病率和死亡率上升并呈现年轻化趋势。

　　子宫颈癌是迄今人类唯一病因明确的恶性肿瘤，90%以上的子宫颈癌都与高危型人乳头瘤病毒（human papilloma virus，HPV）持续感染相关。从HPV持续感染到子宫颈癌出现一般需要10~20年，而通过观察和定期筛查可早期发现癌前病变和癌症早期，从而可针对HPV感染和子宫颈癌前病变进行追踪和治疗。可以说，这在客观上为子宫颈癌的预防赢得了宝贵时间。

　　WHO推荐的子宫颈癌防控策略包括HPV疫苗接种和子宫颈癌筛查。预防接种是预防和控制传染病最经济、最有效的手段。目前，二价、四价、九价HPV疫苗都已在中国上市。接种HPV疫苗，可预防70%以上的HPV感染，从而大大降低子宫颈癌的发生。因此，子宫颈癌也已成为首个可通过疫苗接种来预防的癌症。由于子宫颈癌的可预防性，WHO已向全球发出"行动起来，消除子宫颈癌"的呼吁。

虽然目前已有较为完善的子宫颈癌防控策略，但中国女性对于子宫颈癌的可预防性和预防措施的知晓程度普遍较低，主动接受子宫颈癌筛查的比例较低，HPV 疫苗接种的知识和意愿欠缺，科学系统地普及子宫颈癌防控相关知识迫在眉睫。

为推动子宫颈癌防治的科普专家队伍建设和科普资源开发，科学规范地传播子宫颈癌的预防控制知识，提高公众对子宫颈癌的防治意识，中华预防医学会于 2017 年发起中国子宫颈癌预防控制科普项目，并成立了项目专家委员会，组织多位全国知名的妇产科学、妇女保健学、流行病学专家编写了《中国宫颈癌预防控制指导手册》，受到了专业人员的广泛好评。

为使防治知识更具有趣味性、可读性，也为了更深入地做好宣传，在《中国宫颈癌预防控制指导手册》基础上，我们特别组织人员编写了这本《子宫颈癌防控早知道》。本书采用半文半图的排版形式，用通俗易懂的语言和生动的漫画，把知识与趣味相融合，详细阐述了子宫颈癌前病变及子宫颈癌的发展过程和高危因素，解读子宫颈癌的三级防控策略，并对子宫颈疾病患者的心理健康状况给予了关注。

本书可供大众阅读，也适合在校学生、各级医生尤其是基层医疗卫生人员学习使用。相信本书将成为广大育龄女性远离以及战胜子宫颈癌的好帮手！

中华预防医学会名誉会长

中国工程院院士

2021 年 7 月

前　言

　　长期以来,子宫颈癌一直是妇科生殖道恶性肿瘤中的"头号杀手",严重威胁着女性的生命安全和生活质量。世界卫生组织(World Health Organization,WHO)预计,如果不采取进一步行动,到2030年,子宫颈癌的每年新增病例将从2018年的57万增加到70万,每年死亡病例将从2018年的31.1万增加到40万。近年来,我国子宫颈癌的发病率和患者的死亡率不断上升,且有年轻化的趋势,严重威胁着女性的健康,因此,子宫颈癌防控刻不容缓。

　　幸运的是,子宫颈癌是目前唯一病因明确且可以预防的癌症,如果早发现、早治疗,完全可以治愈。子宫颈癌防控作为公共卫生问题已经引起了各国的重视。数十年来,世界各国在防治子宫颈癌方面,积累了大量的经验,取得了丰硕的成果,并形成了以一、二、三级预防为主线的子宫颈癌综合防控策略:一级预防即开展健康教育及接种HPV预防性疫苗;二级预防即对所有适龄妇女定期开展筛查;三级预防即根据临床分期开展适宜的治疗。2020年11月,WHO发布了《加速消除子宫颈癌全球战略》,包括我国在内的全世界194个国家首次承诺要消除这种癌症,提出了"90/70/90"阶段性目标,即到2030年,90%的女孩在15岁之前完成HPV疫苗接种,70%的成年妇女在35岁和

45 岁的时候至少接受过 1 次高精确度的筛查,90% 已经确诊的子宫颈癌及癌前病变的女性进行过规范化治疗,目标是将发病率降到 4/10 万以下。

目前,多个国家已经将 HPV 疫苗接种和在适龄妇女中开展子宫颈癌检查作为预防和减少子宫颈癌发生的主要措施。我国引入 HPV 疫苗较晚,人们对 HPV 疫苗的相关知识了解不足,接种率也较低。尽管我国政府高度重视和关注子宫颈癌防控,自2009 年开始,卫生部(现称为国家卫生健康委员会)、财政部和全国妇联联合开展了农村妇女子宫颈癌及乳腺癌(简称"两癌")检查项目,其中包括对 35~64 岁的农村妇女免费进行检查。不过,目前我国子宫颈癌筛查覆盖率仍然很低。只有提高 HPV 疫苗接种率,提高子宫颈癌筛查覆盖率和筛查质量,才能有效地防控子宫颈癌的发生。因此,为了进一步提升公众认知,尽快采取行动,控制子宫颈癌的发生,中华预防医学会组织专家编写了《子宫颈癌防控早知道》这本科普书籍。本书内容针对子宫颈癌防控各个环节,包括子宫颈癌的基本知识;正确认识和对待HPV 感染;了解 HPV 疫苗;子宫颈癌的早期发现和治疗;患了子宫颈癌,别忘心理调适;女性其他常见疾病。对子宫颈癌防控进行了专业化和全方位的指导。全书以深入浅出、图文并茂的形式对上述内容进行了生动形象的介绍,便于读者理解和掌握,是一本通俗易懂、简单实用、查阅方便的科普书。本书不仅适用于大众阅读,对于广大基层医务人员、医学生也有很好的参考价值。

参与该科普书编写的专家均为在妇产科临床、妇女保健及健康教育方面有丰富经验的专家学者,在此向他们以及对编写给予支持的相关人员表示衷心感谢。

　　本书出版之际,恳切希望广大读者在阅读过程中不吝赐教,如有疑问欢迎发送邮件至邮箱 renweifuer@pmph.com,或扫描封底二维码,关注"人卫妇产科学",对我们的工作予以批评指正,以期再版修订时进一步完善,更好地为大家服务。

王临虹　张伶俐

2021 年 7 月

目 录

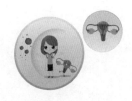

第一章
子宫颈癌的基本知识

子宫颈癌被称为"红颜杀手"，但是这个"杀手"未必如我们想象的那样"来无踪，去无影"。因为子宫颈癌是由感染性疾病引起的，是可以预防和治疗的肿瘤。要了解子宫颈癌，首先应从认识子宫和子宫颈开始。子宫是生命的摇篮，同时，子宫也是一个脆弱的器官，总被各种疾病困扰。子宫颈是子宫的一部分，也是子宫的"门户"，和子宫体一起发挥孕育、分娩等各种生理功能。子宫颈不健康可以引发子宫颈癌，也可以引发除癌症之外的多种常见妇科疾病。

要告诉各位女性朋友的是，子宫颈癌的发生、发展是一个长期和漫长的过程，在发病前也会有一些"蛛丝马迹"，准确、迅速地找到癌症前期的病变征兆，便能有效地化被动为主动。早期发现子宫颈癌前病变和早期子宫颈癌，其治愈的机会将大大增加哦！

1. 子宫的"自述"

你好！我是子宫。我在你的小腹深处安家，前面是膀胱，后面是直肠，我被夹在中间。有人说我的形状像一个倒置的梨，也有人说像立着的白炽灯泡。我分别与两条输卵管相通，下部较窄、呈椭圆锥形的是子宫颈。我一般长 7~8 厘米，宽 4~5 厘米，厚 2~3 厘米，随着主人的个子高矮不同，我的体积也会有所变化。

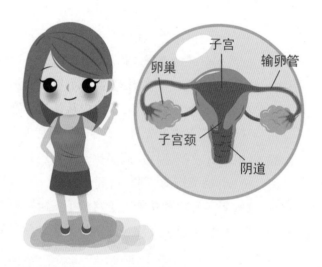

我有三大功能：一是作为月经的源头；二是作为精子到达输卵管的通道；三是作为新生命生长发育的场所。可我的一生并不安全，病毒感染、细菌侵袭、各种原因导致的出血，与孕育生命相关的创伤、疾病和意外……会让我备受伤害！所以，为了你的健康，也为了下一代的健康，我的一生，都需要你精心呵护。

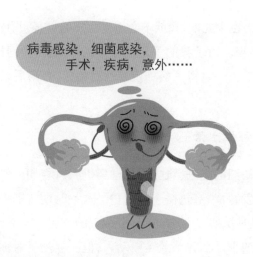

少儿期：营养和睡眠很重要

　　12 岁以前，我的发育较慢，尚为幼稚型。充足的睡眠和适当的运动，不仅可以增强机体抗病能力，同时也是促进生长发育的重要手段，更是保证我正常发育的物质基础。

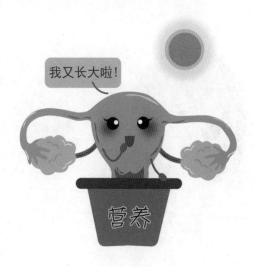

别以为在少儿期,我就不会遭受疾病的侵袭,儿童也会患外阴炎、阴道炎。由于我的子宫颈开口向外,病菌会伺机侵入,引起各种炎症。一旦得了病一定要及时治疗,否则后果可能会很严重。

青春期:向性生活说"不"

月经初潮的到来,意味着你已经进入青春期。但这时我还尚未完全发育成熟,仍需小心呵护。这一时期特别需要注意卫生,尤其是月经期卫生,防止外阴、阴道的炎症。

青春期少女如花朵般美丽动人,但我强烈反对你过早涉及性生活,这会给尚未完全发育成熟的我带来不可估量的损害。创伤、出血和感染,特别是意外怀孕之后所采取的人工流产手术,会破坏子宫的"土壤"——子宫内膜,同时伴随各种感染风险,使得你日后罹患不孕症的可能性大大增加;同时,也能增加对子宫"门户"——子宫颈的损伤和感染的机会,增加子宫颈病变的机会。

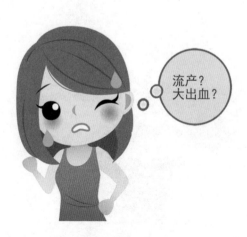

近年来，意外怀孕的少女明显增多，致使人工流产率直线上升，特别在短期内多次人工流产，或者私自进行药物堕胎，对子宫和子宫颈的摧残加大。

性成熟期：定期做妇科检查，杜绝不洁性行为

这个时期的你就像盛开的鲜花，生殖系统已经发育成熟。我当然也发育成熟啦。但是，此时经受疾病侵袭的机会也大大增加，对我的保护绝不可有半点松懈。最好是定期进行妇科检查，发现问题及时处理。

当你与心爱的人进行性生活时，要讲究卫生，别在甜蜜的时刻种下苦果！不洁性行为会使各种病原体乘虚而入，除可能引起性传播疾病外，还可导致子宫颈炎、子宫内膜炎、盆腔炎，甚至是子宫颈癌。

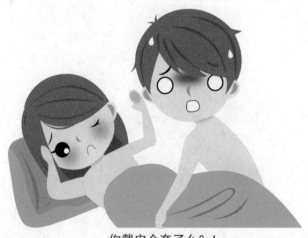

你戴安全套了么？！

这些伤害对我而言,是不可逆的。如果你暂时不想要宝宝,就请做好避孕措施吧!这样的话,你好,我好,大家好。

孕期、产褥期:按时产检,科学坐月子

当卵子与精子相遇,我也迎来了最辉煌的使命——妊娠与分娩。在孕期前 3 个月和后 3 个月,应避免性交,否则损伤的不只是我,还有你的小宝宝。

定期进行产前检查是保障母子平安的重要措施。一旦有腹痛、阴道排液或出血等异常情况,要及时到医院检查和处理。怀胎十月,你的宝宝呱呱坠地,我也着实松了一口气。不过,我毕竟在重负之下劳累了 10 个月,要恢复到产前状态,不仅需要时间,更需要你的配合。

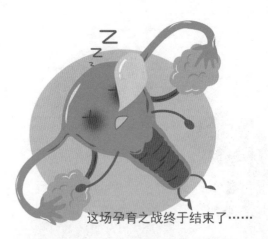

这场孕育之战终于结束了……

科学地坐月子,合理饮食,保证充分休息的同时适度锻炼,这些都是对产妇有益的措施。提倡母乳喂养,因为婴儿吸吮母乳的过程有利于促进产后子宫的收缩,帮助盆腔各韧带复原,避免发生子宫脱垂等后遗症。

更年期及绝经期：滥用激素要不得

当年的我身材姣好，腰背挺拔

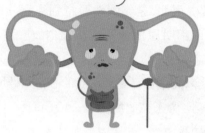

　　45~55岁的你，正处于更年期。你在慨叹容颜老去时，我也感叹健康状况一年不如一年。更年期，由于卵巢功能衰退，月经会变得不规则，出血量时多时少，持续时间也长短不一，直至月经完全停止1年内，这时称为围绝经期，随后进入绝经期。

　　这个时期，经历过无数风风雨雨的我，累了，倦了，随着卵巢功能的衰退，体内雌激素含量减少，我显得更加脆弱。

补充雌激素虽然可以缓解更年期的许多症状，但雌激素很可能会使恶性肿瘤的发生概率增加。所以，雌激素替代治疗不能随便应用。应在医生的指导和定期监测下，严格按规定使用。

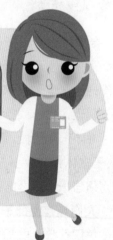

　　绝经后,你逐渐迈进老年阶段,我也不可避免地发生萎缩——子宫颈及子宫萎缩,子宫颈管内膜萎缩、失去了黏液栓的保护,子宫内膜变薄,极易感染而形成子宫内膜炎,甚至形成宫腔积脓。因此,老年女性要特别注意外阴卫生。有异常情况,如阴道不明原因流液或出血时,应及时到医院检查处理。

　　说了这么多,相信你已经理解我的心情和处境,请允许我再一次恳切地呼吁:为了彼此的健康,也为了下一代的健康,请用一生的时间爱护我!

2. 子宫颈是人生的第一道"门"

　　母亲的子宫是每个人最初的"家",而子宫颈就是人生的第一道"门",也是守护子宫的门户。

子宫颈的样子

　　子宫颈位于子宫下部,长 2.5~3 厘米,上端与子宫体相连,下端深入阴道上端。子宫颈的中央为前后略扁的长梭形管腔,其上端通过子宫颈内口与子宫腔相连,其下端通过子宫颈外口开口于阴道,内外口之间即子宫颈管。

　　在不同年龄段,子宫体与子宫颈大小的比值差别很大:婴儿期,子宫体相对较小,子宫体与子宫颈之比为 1:2,而到了成年,子宫体与子宫颈之比变成 2:1。

　　人们经常说的子宫颈内膜也称为子宫颈管黏膜,由分泌黏液的单层柱状上皮覆盖。

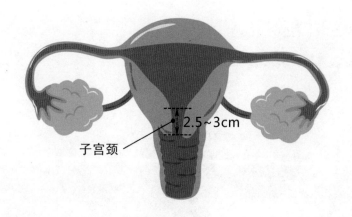

2.5~3cm

子宫颈

子宫颈是精子通过的第一关。它能分泌黏液,成为白带的主要组成部分。这种黏液的状态受激素的影响——接近排卵时,黏液不仅分泌量增加,而且变得稀薄、透明,如水状或生蛋清状,易于精子通过,还能延长精子的存活时间。排卵后,子宫颈黏液受到孕激素影响,而逐渐减少。因此,通过观察子宫颈黏液,就可以简单而直观地找到易受孕的时期。

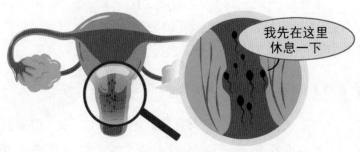

我先在这里休息一下

子宫颈示意图

子宫颈所在的位置和所要承担的职能可以说是"一夫当关,

万夫莫开"。

瓜未熟，蒂未落，"门"绝不擅自开

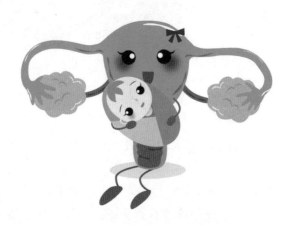

妊娠后，为适应胎儿的生长，子宫不断增大。但子宫颈会保持关闭状态，保证胎儿在里边安全生长，直到妊娠足月。

子宫颈口——人生跨过的第一道"门"

妊娠足月，分娩期的子宫颈逐渐变软，开始扩张、缩短，子宫颈口开大，子宫口开全可以达到 10 厘米，为胎儿顺利娩出打开第一道大门，因此，子宫颈是胎儿经过阴道娩出的必经之路。

子宫颈外口好比门框，宝宝会把"门框"撑变形

开口于阴道的子宫颈外口，就好比是一座门框。但是这座门框太狭小了，以至于宝宝从这里经过的时候会把门框撑变形——没有生过宝宝的女性，子宫颈外口呈圆形，而生过宝宝的女性，子宫颈外口呈横裂形。

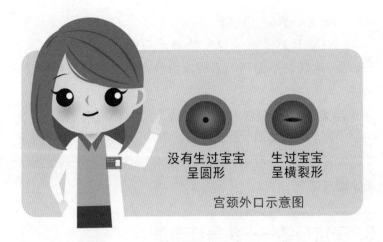

没有生过宝宝
呈圆形

生过宝宝
呈横裂形

宫颈外口示意图

"大门"出故障

如果子宫颈发生炎症、息肉等"故障"，会出现什么后果？

后果 1："小蝌蚪"前行受阻

子宫颈异常时，黏稠的子宫腔黏液会使得"小蝌蚪"——精子的运动受阻。就像一条原本干松、平整的土路，突然变得泥泞不堪，让人寸步难行。

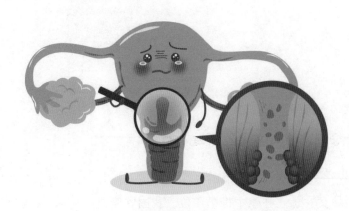

后果 2：破坏阴道健康

子宫颈柱状上皮异位会使分泌物（白带）中存在大量的白细胞，这些白细胞和外来病菌会使得患者的阴道环境受到破坏。

后果 3：子宫颈息肉堵门，影响"小蝌蚪"进来

子宫颈黏膜如果受到炎症的刺激，可能会产生子宫颈息肉。子宫颈息肉过大会堵塞子宫颈口，造成"小蝌蚪"——精子无法正常通过。

---

3. 子宫颈癌——头号红颜杀手

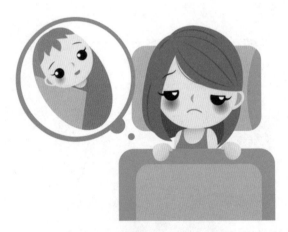

如果我倒下了，家就塌了一半了

子宫颈癌多么高发？数据告诉你

子宫颈癌是最常见的女性生殖道恶性肿瘤，发病率在生殖年龄女性恶性肿瘤中排第二位。我国肿瘤监测显示，我国每年

约有 10 万妇女遭受子宫颈癌的侵扰,另有超过 3 万女性死于子宫颈癌。中国每年新发病例占全球 1/5 以上,对全球子宫颈癌的防控影响巨大。

从全球来说,每 30~35 个女性中,有 1 个会在其一生的某个阶段遭遇子宫颈癌。平均每 2 分钟,世界上就会有 1 名女性因子宫颈癌而死亡。

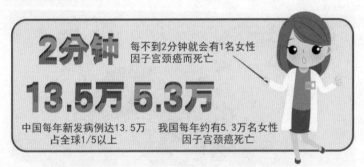

在中国女性生殖系统恶性肿瘤中,子宫颈癌发病率和死亡率都排第一。我国子宫颈癌的分布主要集中在中西部地区,农村高于城市,山区多于平原。不仅如此,近年来子宫颈癌的发病有年轻化的趋势,原位癌高发年龄为 30~35 岁,浸润癌为 45~55 岁。

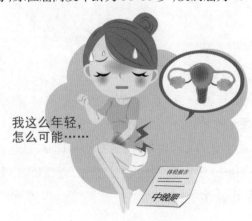

不过值得庆幸的是,近几十年子宫颈细胞学筛查的普遍应用,使子宫颈癌和癌前病变能够得以早期发现和治疗。

患子宫颈癌,有哪些不良影响?

(1)性生活受影响:因为接触性阴道出血,或手术后不适的影响,患者会对性生活产生排斥,进而影响"性"福生活。

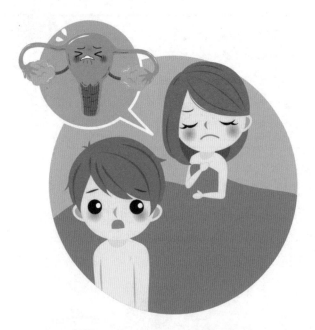

(2)治疗过程副作用大:尤其是放疗和化疗期间,因为药物的作用,会引起恶心、呕吐、食欲缺乏、皮肤瘙痒、湿疹、口干、疼痛、腹泻、便秘等,同时还会感到虚弱、乏力、疲劳。

(3)无法生育的可能性增大:放疗会对卵巢造成一定的损伤,破坏卵巢的功能;手术切除子宫颈甚至子宫和双侧附件,这些都不可避免地损伤患者的生育功能。

（4）心理问题：子宫颈癌患者普遍存在孤独、恐惧、绝望、极度悲哀的情绪。她们情绪多变、敏感多虑，心中充满惆怅、恐慌和悲伤。

早期症状不明显，蛛丝马迹别放过

对子宫颈癌千万不能大意，因为它早期潜伏很深，有时甚至没有任何症状。但当疾病发展到一定程度，身体出现异常时，可能已经到了晚期。这就是子宫颈癌发病率和致死率居高不下的原因。

不过，子宫颈癌病因明确，与高危型 HPV 持续感染有关，有较长的癌前病变过程，从某种程度上说，子宫颈癌是可防可治的。除了接种 HPV 疫苗，还可定期到正规医院接受筛查，发现病变可规范治疗。目前治疗方式有很多种，选择适合的治疗手段仍然有治愈的希望。

4. 子宫颈癌发生的高危因素

我们都知道，子宫颈癌明确的病因就是高危型 HPV 感染。女性一生都可能会有感染 HPV 的机会，但大多数只是一过性感染，可通过自身的免疫力清除。只有很少的一部分人会发生持续感染，导致子宫颈癌的发生。其中，高危因素发挥推波助澜的作用。那么，子宫颈癌的高危因素到底有哪些呢？

多个性伴侣

女性有多个男性伴侣，会增加患子宫颈癌的概率。如果女性有唯一的男性伴侣，但该男性伴侣同时拥有多个女性性伴侣，同样也很危险。

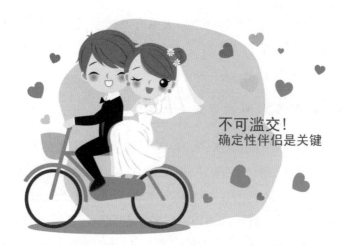

HPV 可通过性接触，把病毒带到子宫颈，因此往往性活跃的人是高危人群。性生活紊乱者，子宫颈癌的患病危险性比普通人群高 2~3 倍。

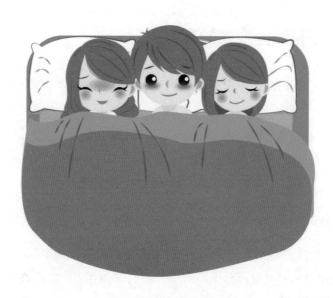

性生活过早

越早开始性生活的女性患子宫颈癌的概率就越高。

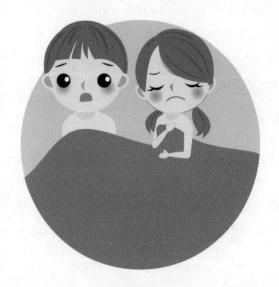

这是因为少女的子宫颈组织细胞尚未发育成熟，对外界致病物质敏感，过早的性生活会增大感染概率。此外，性生活过频，反复刺激女性子宫颈上皮，也给 HPV 感染创造机会。

高危性伴侣

什么叫作"高危"性伴侣呢？

其一，男性伴侣有多个性伴侣，增加了通过性伴侣感染 HPV 的机会；其二，男性伴侣包皮过长，容易藏污纳垢，就容易藏匿 HPV，导致性生活过程中传染给女伴；其三，男性包皮过长容易患阴茎癌，而其女伴患子宫颈癌的机会也明显增加；其四，丈夫的前妻如患有子宫颈癌，则第二任妻子患子宫颈癌的危险性比丈夫前妻未患子宫颈癌的女性要高 3.5~4 倍。

高危年龄

根据调查显示,患子宫颈癌的女性年龄在 45~50 岁之间的数量较多,虽然在 30 岁以下的女性人群也会出现,但相对发病人数少,主要与从 HPV 感染到子宫颈癌发生需要几年甚至十几年的病变过程有关。

吸烟、喝酒

抵抗力低下、吸烟或接触二手烟以及精神等因素也对子宫颈癌的发生起到了"推波助澜"的作用。吸烟的妇女患子宫颈癌的机会比不吸烟的人要增加 2 倍。有些女性喜欢吸烟、喝酒,生活不规律,也可导致免疫力的下降,会增加患病的概率。

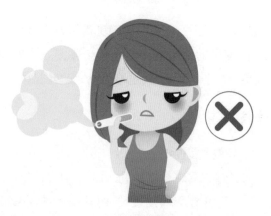

HPV 主要通过性生活在配偶之间传染,此外也能通过其他途径传播。其实 HPV 感染的情况比较复杂,一旦感染了 HPV 并不能说明自己或性伴侣一定有不洁性行为。目前证实,口腔黏膜、皮肤等部位均有 HPV 存在,所以不能排除从其他途径感染的可能。

此外,还有部分子宫颈癌发病原因并没有明确。目前认为,一些罕见的子宫颈癌可能与 HPV 无关,包括子宫颈肉瘤、子宫颈黏液腺癌、子宫颈神经内分泌癌等。

子宫颈癌虽然可怕,但它是目前唯一可以预防的癌症。只要定期进行子宫颈癌筛查,及时发现和治疗子宫颈癌前病变,终止其向子宫颈癌的发展,就能显著降低风险。面对子宫颈癌危险因素的挑衅,预防是关键。

5. 子宫颈癌的致病因素与发病过程

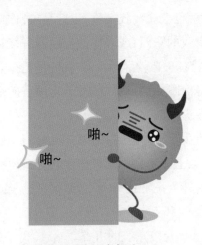

啪~

啪~

你给我出来!从实招来！！

大家好,我叫 HPV,中文名叫"人乳头瘤病毒"。这几年知道我的人越来越多,我出名的原因主要是科学家发现子宫颈癌和我有着明确的关系。我家族成员有 200 多个,其中有 14 个高危型 HPV,这些高危型 HPV 持续侵犯子宫颈上皮细胞,可导致发生致命的子宫颈癌。现在我就和大家说说被我感染上之后，是怎么患上子宫颈的吧！

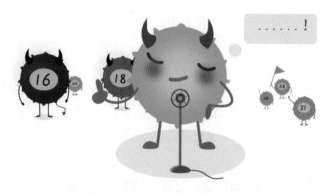

　　首先说说我是怎么传播的，别怕哦，除了你们熟知的性传播以外，直接接触也会让我找上你，也就是说，你在日常生活中用手接触了带有我的东西，或者你的生殖器官接触到了带有我的浴巾、马桶、浴缸等，那就别怪我了，我可是无孔不钻的。

　　我渺小得肉眼无法可见，沿着子宫颈表面细小破损可进入到基底细胞层，这是我的理想场所。

　　性活跃的女性和男性在一生中有可能随时会感染上我。一般情况下，感染上我不会引起任何症状，如果身体清除感染，子宫颈癌细胞可转为正常状态，那么你很幸运，恭喜你；但如果身体没有去除感染，我就会"鸠占鹊巢"，整合到子宫颈上皮的基因组中去，躲过人体免疫系统的审查。然后，我就会抓紧时间生根发芽，当我入侵引起病变的细胞攻占了子宫颈 1/3 的上皮细胞时，就达到你们说的低度病变（CIN Ⅰ）程度；当我入侵引起病变的细胞攻占到 1/2 的上皮细胞时，就是中度病变（CIN Ⅱ）；如果一直没有被发现、及时阻断，我就能攻占全部的上皮细胞，甚至扩散到其他地盘上去，这就是高度病变（CIN Ⅲ）或者子宫颈浸润癌,一般这个过程需要 5~10 年的时间。

我悄悄地隐藏在子宫颈表皮细胞内,这种"躲猫猫"状态持续的时间越长,我成功的概率就越大。

对了,如果你恰巧在 35 岁以上,并且长期持续地拥有我,那你就是我重点"培养"对象,患上子宫颈癌的风险会更高哦。

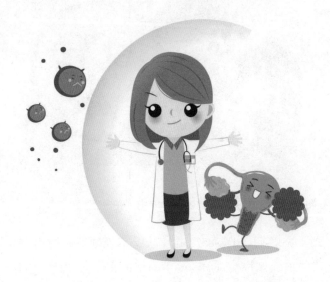

所以,请重视我的存在,在感染上我的早期就要内调外养两手抓,按时进行 HPV 及 TCT 筛查,掐断子宫颈癌的苗头。

已经被我感染的你,要坚持做一些适合自己的有氧运动,激活免疫细胞的活性,增强免疫力,促进人体新陈代谢,这也是个好方法。

6. 早期子宫颈癌很难自我发现,筛查不可少

子宫颈癌会悄悄地入侵。子宫颈癌在早期可能没有任何

症状,等到出现症状和不适的时候,就可能已经到了中晚期。所以,要定期进行妇科检查或子宫颈癌筛查。

虽然早期一般没有明显症状,但偶尔也会有白带增多、阴道出血的症状。大多为性生活后出血。

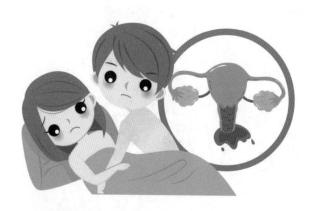

中晚期主要症状是阴道不规则出血

到了中晚期,80%~85% 的症状是不规则的阴道出血,一般见于性生活或妇科检查后。随着病情的发展,会出现经期延长、月经期间或绝经后少量不规则出血。晚期出血量增多,甚至会出现大出血。

白带增多、恶臭和血性白带是晚期症状

中晚期症状还有分泌物异常,如常见白带增多、血性白带等。到了晚期,还会常常出现有恶臭的淋水样白带,这都是子宫颈癌的表现。

晚期根据癌灶累及范围会出现不同的症状,如尿频、尿急、便秘、下肢肿痛等;压迫或累及输尿管时,可引起输尿管梗

阻、肾盂积水及尿毒症,晚期可有贫血、恶病质等全身器官衰竭症状。

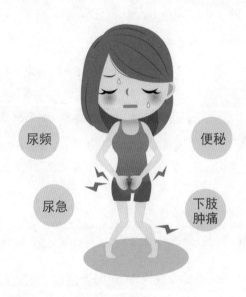

尿频　便秘

尿急　下肢肿痛

早期无症状,所以筛查很重要

多年实践证明,定期做子宫颈癌筛查能显著降低子宫颈癌的发生率和死亡率。我国《子宫颈癌综合防控指南》推荐的筛查年龄和流程见表 6-1。

表 6-1　子宫颈癌筛查年龄和流程

年龄	推荐筛查方案	筛查频次
<25 岁	不筛查	
25~29 岁	细胞学筛查	每 3 年 1 次

续表

年龄	推荐筛查方案	筛查频次
30~64 岁	细胞学筛查	每 3 年 1 次
	HPV 检测	每 3~5 年 1 次
	VIA 检测(醋酸染色肉眼观察法)	每两年 1 次
	HPV 检测 + 组胞学筛查	每 5 年 1 次
≥ 65 岁	如果过去 10 年筛查结果呈阴性(连续 3 次细胞学筛查或 2 次 HPV 检测呈阴性),可不再进行筛查	
子宫切除术后的女性	不筛查	

注:必要时医师会建议阴道镜检查以及宫颈活检等进一步诊断检查

另外,筛查结果如发现异常,医师会建议行阴道镜检查以及子宫颈活检等进一步明确诊断。

子宫颈癌常见筛查方法介绍

子宫颈癌筛查大体分两种:一是细胞学筛查;二是病毒学筛查。

(1)细胞学筛查:刷取子宫颈脱落细胞,制成薄层涂片,染色后在显微镜下观察。如果结果异常,按照临床规范进一步检查。

(2)HPV 检测:刷取子宫颈脱落细胞,然后用分子生物学方法,对高危型 HPV 进行检测,如果结果为阳性,特别是 HPV16、18 型为阳性,则需要进一步行阴道镜检查。

(3)醋酸染色后肉眼观察(visual inspection with acetic acid,

VIA）检测：通过醋酸染色肉眼观察，如果结果异常，按照临床规范进一步检查。此方法目前仅在细胞学和病毒学检查无条件的地区开展。

21 岁以下无特殊情况，不建议筛查

国家规定的筛查年龄是 25 岁以上，但如果 21 岁后有性生活，则可以开始做子宫颈癌筛查。

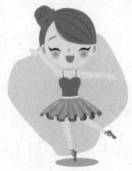

我还不到21岁，不必有太多担心！

原则上，无论初次性生活的年龄是否存在其他相关高危因素，21 岁以下的女性都不建议子宫颈癌筛查。因为这一年龄段女性罹患子宫颈癌非常少见，并且这一年龄段的女性抵抗力好，绝大部分 HPV 感染基本是一过性的，可以通过自身免疫清除。

7. 发现子宫颈癌前病变要重视

通俗地说，子宫颈上皮细胞在高危型 HPV 入侵后部分会逐

渐引起细胞病变,从正常细胞到子宫颈癌的病变过程是一个较为漫长的路程,可能需要 10~20 年,甚至更长时间。当上皮细胞增生病变开始向癌变发展,但还没有到癌症程度,处于某种病变时期,我们称作子宫颈上皮内瘤变,英文缩写为 CIN,根据细胞异常的程度分为 3 级,即 CIN Ⅰ、CIN Ⅱ 和 CIN Ⅲ。

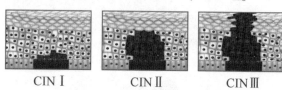

CIN Ⅰ　　　　CIN Ⅱ　　　　CIN Ⅲ

通过上面的示意图,我们可以清楚地看到,CIN Ⅰ 时病变的子宫颈上皮细胞还算比较整齐,到了 CIN Ⅱ 和 CIN Ⅲ 时,病变细胞的范围越来越大,细胞变得杂乱无章,此时我们称为癌前病变。而发展到子宫颈癌时这种无序增殖的表现就更为严重了。

发现子宫颈低级别病变(CIN Ⅰ)别过度担心

目前认识到,子宫颈低级别病变(CIN Ⅰ)并不是真正的癌前病变,而是 HPV 感染所导致的一种良性的反应性病变。

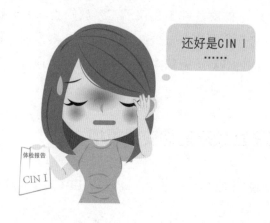

文献指出,未经处理的 CIN Ⅰ 的患者,约有 90% 可自行消退或维持现状,只有不足 10% 的患者会有一定的进展。

另外,目前还没有研究表示子宫颈低级别病变会对胎儿生长发育有不良影响。不过,有子宫颈低级别病变的女性应在产后进行复查,以免错过最佳治疗时机。

发现子宫颈高级别病变(CIN Ⅱ 或 CIN Ⅲ)应积极处理

与子宫颈低级别病变(CIN Ⅰ)不同,子宫颈高级别病变(CIN Ⅱ 或 CIN Ⅲ)已经属于癌前病变,进展为子宫颈癌的风险增高,必须积极处理。

如果是怀孕期间发现 CIN Ⅱ 或 CIN Ⅲ,则建议妊娠期每 12 周左右复查子宫颈,以了解病变的变化。不过,癌前病变进展需要一定的时间,很少有妊娠期子宫颈高级别病变进化成子宫颈癌的案例。而且,目前也没有研究表示,子宫颈高级别病变会对胎儿生长发育有不良影响。

目前,子宫颈高级别病变在孕期进展非常小,完全可以放心地在专业人员的管理下继续妊娠、分娩。但产后一定要继续进行子宫颈病变的追踪和复查。

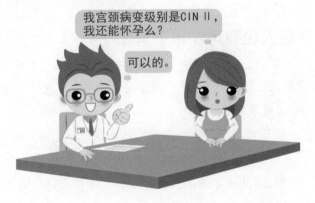

孕期子宫颈癌筛查非常必要

在妊娠早期检查时，如前一年未行子宫颈癌筛查或在孕期有阴道出血、接触性出血、异常阴道分泌物或下腹隐痛者，均应行子宫颈癌筛查。研究表明，孕期进行细胞学检查并不会引起早产和流产，美国阴道镜及子宫颈病理学会（American Society of Colposcopy and Cervical Pathology, ASCCP）指南（2012 年版）中证实了其安全性。

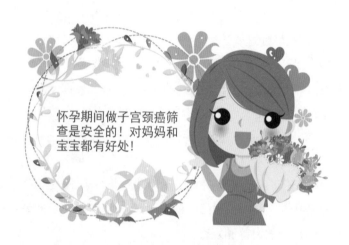

怀孕期间做子宫颈癌筛查是安全的！对妈妈和宝宝都有好处！

8. 年轻人也有可能患子宫颈癌

"医生，我这么年轻，为什么会得子宫颈癌？"这是年轻的子宫颈癌患者最常问的问题。

在中国年轻女性中子宫颈癌发病率在逐年上升，子宫颈癌及癌前病变的平均发病年龄段已经由 50~60 岁，年轻化到现在的 40~50 岁，而这一年龄正是女性成为工作和家庭主力的年龄阶段。在 1988—2002 年,25~29 岁女性的子宫颈癌发病率上升超过了 6 倍。

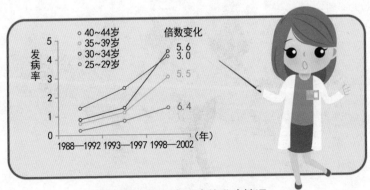

中国年轻女性子宫颈癌的发病情况

子宫颈癌发生的时候常常无症状,发现的时候可能为时过晚,常常让人猝不及防,让很多女性恐慌不已！多少女性朋友的生命因此被它吞噬,多少家庭由此走到崩溃的边缘。

其实,从感染 HPV 到患上子宫颈癌需要很多年的时间,在这个过程中,有很多的机会可以把子宫颈癌"拒之门外"。那么,我们怎么才能把握住这些机会呢？具体讲述如下:

子宫颈癌年轻化,不良行为是"凶手"

子宫颈癌是最常见的妇科恶性肿瘤,它的病因非常明确,即持续存在 HPV 感染。而感染 HPV 的高危因素主要是这些:过早开始性行为、多个或高危性伴侣、性活跃、吸烟、吸毒、免疫缺陷,以及不进行子宫颈癌定期筛查等。

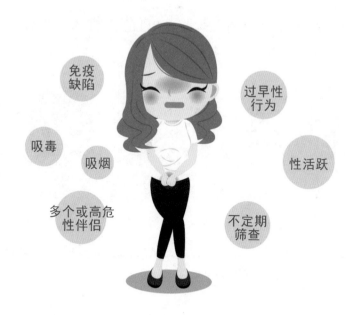

过早开始性生活、多个性伴侣是年轻女性患子宫颈癌的主要因素之一。女性因其特殊的生理结构，往往很容易遭受病菌的侵袭。因为女性的子宫颈口"鳞状柱状上皮过渡区"在年轻时分布在靠外侧处，随着年龄、生育数增加，这个过渡区会向子宫内部移动。HPV 会从受伤的子宫颈上皮以及子宫颈上皮的"鳞状柱状上皮过渡区"感染细胞。

另外，吸烟、吸毒可抑制机体免疫功能，影响对 HPV 感染的清除，增加感染效应，促进癌症的发生。这种影响会随着吸烟年限、每日吸烟量的增加及不使用过滤嘴等而更加显著。如果丈夫或男友是烟民，每天跟他一起生活的女性，患子宫颈癌的概率比配偶不吸烟的妇女发病概率高 40%。

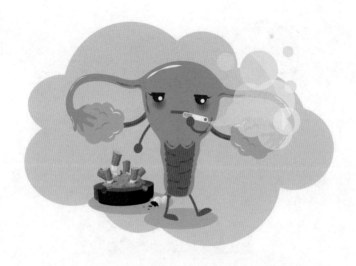

再者就是免疫缺陷与抑制。HIV 感染导致免疫缺陷以及器官移植术后长期服用免疫抑制药物，也会导致子宫颈癌的发生率升高。

无论年龄多大，定期筛查不可疏忽

有什么办法可以预防或避免子宫颈癌呢？除了在适龄年龄接种预防性 HPV 疫苗外，定期子宫颈癌筛查非常重要。有很多女性多年都不愿意去医院进行子宫颈癌检查，有些较晚期的子宫颈浸润性癌多发生在比较粗心的女性身上，以为身体没有不舒服，而不愿去医院检查……可是，真等身体出现症状，再去诊治，可能为时已晚！女性朋友一定要及时、定期做好身体检查，特别是子宫颈癌筛查，以便尽早发现疾病，早期开展治疗。

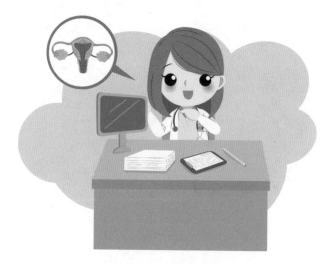

一定要记得定期筛查!

9. 子宫颈癌的分期

对于已经患上子宫颈癌的人来说,准确分期对确定正确的治疗方法至关重要。子宫颈癌分期采取的是 2018 年国际妇产科联盟(FIGO)的分期标准,是通过临床检查结合影像学检查及病理检查共同评估后进行分期。

子宫颈癌的转移途径有三种:

(1)通过直接扩散,可转移到宫旁组织、阴道、子宫和邻近器官,即膀胱和直肠。

(2)沿着淋巴管转移到区域淋巴结,即闭孔淋巴结、髂外淋巴结和髂内淋巴结,然后转移到髂总淋巴结和腹主动脉旁淋巴结。

(3)晚期血行远处转移至肺、肝脏和骨骼。

子宫颈癌的分期

子宫颈癌根据病情从轻到重,共分为 4 期。

Ⅰ期:癌灶局限在子宫颈(包括累及宫体)。

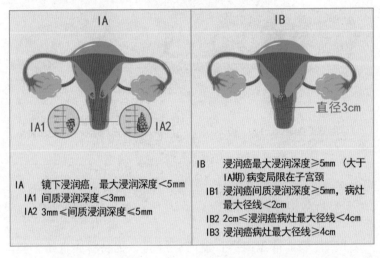

IA	IB

直径3cm

IA　镜下浸润癌,最大浸润深度＜5mm
IA1　间质浸润深度＜3mm
IA2　3mm≤间质浸润深度≤5mm

IB　浸润癌最大浸润深度≥5mm(大于IA期)病变局限在子宫颈
IB1　浸润癌间质浸润深度≥5mm,病灶最大径线＜2cm
IB2　2cm≤浸润癌病灶最大径线＜4cm
IB3　浸润癌病灶最大径线≥4cm

Ⅱ期:癌灶已超出子宫颈,但未达盆壁;癌累及阴道,但未及阴道的 1/3。

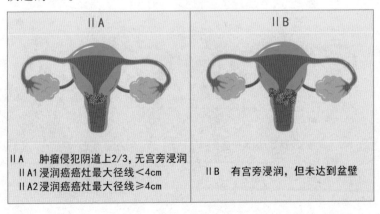

ⅡA	ⅡB

ⅡA　肿瘤侵犯阴道上2/3,无宫旁浸润
ⅡA1　浸润癌癌灶最大径线＜4cm
ⅡA2　浸润癌癌灶最大径线≥4cm

ⅡB　有宫旁浸润,但未达到盆壁

Ⅲ期：癌肿扩散到盆壁和 / 或累及阴道下 1/3，导致肾盂积水或无功能肾。

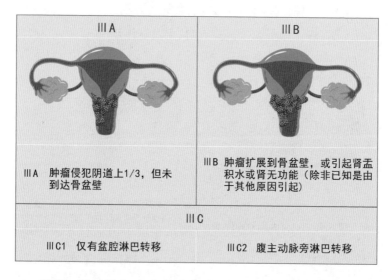

ⅢA	ⅢB
ⅢA 肿瘤侵犯阴道上1/3，但未到达骨盆壁	ⅢB 肿瘤扩展到骨盆壁，或引起肾盂积水或肾无功能（除非已知是由于其他原因引起）
ⅢC	
ⅢC1 仅有盆腔淋巴转移	ⅢC2 腹主动脉旁淋巴转移

Ⅳ期：癌播散超出真骨盆或癌浸润膀胱黏膜或直肠黏膜。远处转移。

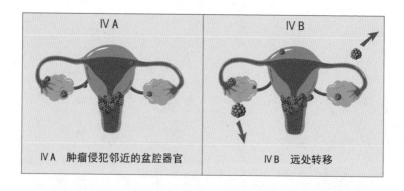

ⅣA	ⅣB
ⅣA 肿瘤侵犯邻近的盆腔器官	ⅣB 远处转移

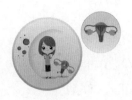

第二章
正确认识和对待 HPV 感染

医学研究已经证实,98% 以上的宫颈癌都与高危型人乳头瘤病毒(HPV)持续感染相关。从 HPV 持续感染至发展到子宫颈癌,一般需要 10~20 年,可通过在适当年龄接种 HPV 疫苗和定期进行子宫颈癌筛查早期发现来预防宫颈癌的发生。HPV 感染并非不可逆,也不是 HPV 感染都会发展成为子宫颈癌,绝大多数感染的 HPV 可被自身免疫清除。HPV 感染途径主要通过性传播,但也可能通过密切接触而感染,要正确认识和对待 HPV 感染。

10. 认识 HPV 家族

说起 HPV,就不得不提到德国科学家哈拉尔德·楚尔·豪森——2008 年度诺贝尔生理学或医学奖的获得者。他的获奖成就是:在肿瘤研究领域,首次在妇女子宫颈癌中发现 HPV,并在妇女子宫颈癌的致癌作用研究方面做出了杰出的贡献。

　　他经过多次实验和长期研究,揭示了在 80% 的子宫颈癌中含有 HPV 的基因。至此,HPV 与子宫颈癌正式"联姻"。

　　哈拉尔德·楚尔·豪森在子宫颈癌中发现的 HPV 到底长什么样？ HPV 是一组无包膜的球形双链环状 DNA 病毒,直径为 52~55 纳米,有高度特异性,易感染人类表皮和黏膜上皮。

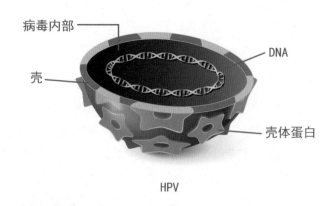

HPV

HPV 这一"家族"

　　鉴于 HPV 与子宫颈癌之间的"亲密关系",谁也不敢小瞧 HPV 这一"家族"了,目前已知的 HPV 就有 200 多种型别。

　　这 200 多种病毒型别,并不都是良善的,能力也有强有弱。其中约有 40 种能够感染男性和女性生殖道,感染部位包括子宫颈、外阴、阴道、阴茎、肛门等。

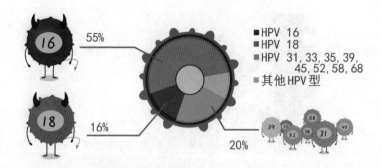

导致宫颈癌的前十大HPV型

妇女 HPV 感染较为常见。全球不同地区妇女 HPV 感染率不尽相同。研究显示，一般妇女人群 HPV 感染率为 10%~15%，但不是所有的 HPV 感染均会导致宫颈癌发生，90% 的 HPV 感染可通过自身免疫力在 2 年内消退。

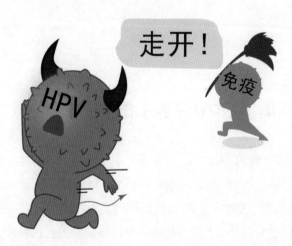

但如果免疫系统不够强大，HPV 也许就会"赖着不走"了，在你的身体"安营扎寨"。如果 HPV 感染长时间不被清除而持续发力，就有可能导致宫颈病变，甚至发生子宫颈癌。

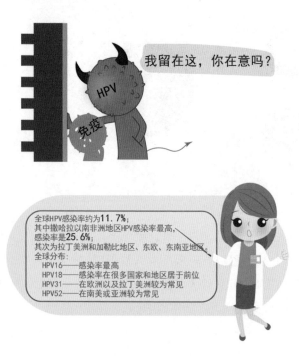

11. 感染了 HPV 不等于得了子宫颈癌

　　很多女性宫颈检查后发现感染了 HPV 后心情非常复杂,会表现出焦虑、抑郁、恐惧、内疚等多种负面情绪。更多人可能会担心地认为,既然宫颈癌的主要病因是 HPV 感染,那一旦发现自己有 HPV 感染,是不是意味着会得宫颈癌呢? 这种观点属于认识误区,一定要纠正!

　　研究发现,大多数 HPV 在感染人类后只是"匆匆过客",即一过性感染,90% 以上的感染在两年之内都会依靠自身的免疫功能自动清除。感染低危型 HPV 不会发展为子宫颈癌。只有少数人感染高危型 HPV 后未能产生足够的免疫应答来清除感染时,会发生持续性感染,并且其中一部分可能进一步发展为不同程度的宫颈上皮内瘤变,甚至子宫颈癌。这是一个漫长的过程,研究显示,从感染 HPV 到病变的发生,平均有 5 年的时间,再逐渐发展到癌变一般需要 10~15 年的时间。也就是说,只有 10% 的人经过 10~20 年的时间才会进一步发展,最终成为子宫颈癌,所以,我们有充分的时间去应对宫颈可能发生的任何改变。

需要注意的是,高危型 HPV 感染的大多数女性在发展为癌症之前几乎不会有任何症状。随着子宫颈癌的发展,身体的症状才会逐渐显现。因此,定期进行宫颈癌筛查是唯一能早期检出宫颈上皮病变的方法。

HPV 感染主要是通过性传播感染,还应重视预防宫颈癌的一级预防措施,采取安全的性生活,还可以在适龄阶段接种 HPV 疫苗。并且可以通过锻炼身体、保证各种营养素的平衡摄入、规律生活、放松心态、减轻压力等方法,调整好自身免疫系统,有利于病毒被清除。要提醒大家的是,高危型 HPV 感染,尤其是 16 型和 18 型 HPV 感染,一定要定期到医院做宫颈癌的筛查和随访,追踪观察感染状况和病变发展,发现问题要及时处理。

可见,发现 HPV 感染后既不能忽视,也不能过度恐慌和担心。坚持健康的生活方式,保持积极乐观的心态,保证自己的身心健康,同时定期进行检查,才是应对 HPV 感染的最好方式。

12. HPV 感染不一定都需要治疗

很多人一检查出 HPV 阳性,第一反应就是"能治吗?怎么治？"其实 HPV 感染较为常见，美国疾病预防控制中心的数据显示，超过 90% 的性活跃男性和 80% 的性活跃女性，在一生中都至少会感染一种 HPV。

HPV是什么?我是不是得了绝症！？

90% 的感染者在两年之内都会依靠自身的免疫功能自动清除；少部分会持续感染，可能逐渐发展成低级别鳞状上皮内病变（LSIL）和高级别鳞状上皮内病变（HSIL）。但是，LSIL 和 HSIL 也是可逆的，有些低级别病变不做任何治疗也可消退，但一定要定期到医院复诊、检查，通过早诊早治预防子宫颈癌发生。

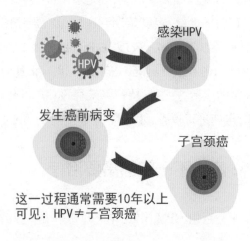

感染HPV

发生癌前病变

子宫颈癌

这一过程通常需要10年以上
可见：HPV ≠ 子宫颈癌

目前 HPV 感染没有特效药物，处理原则是治病不治毒，即如果 HPV 持续感染引起宫颈病变的发生，则针对宫颈病变进行治疗，而不是治疗 HPV 感染本身。在 HPV 感染所导致的鳞状上皮病变中，有相当一部分是一过性的感染（如 LSIL），大多可自行消退，不属于癌前病变的范畴，以随访观察为主。

而 HSIL 更有可能持续或进展为子宫颈癌，应采取相应的治疗措施，严密随访。如果在筛查中发现高危型 HPV 阳性，特别是 16 型和 18 型 HPV，一定要进一步进行阴道镜和病理检查，明确是否存在癌前病变及早期子宫颈癌，以便及早治疗。

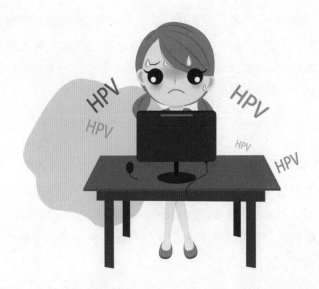

很多人检查出感染 HPV 后，心理压力会较大。这时，可向妇产科专家了解相关知识，包括 HPV 感染的转归及自然进程、进一步诊治的方法，以减轻心理压力，缓解不良情绪。

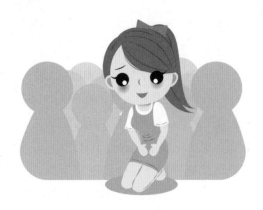

集体心理治疗

　　必要时,还应向心理医师寻求支持及帮助,包括与其他感染者共同进行集体心理治疗,一方面可以通过彼此间的交流共同分担烦忧;另一方面可以互相支持,增加信心。对于心理问题较严重者,应给予个体化的心理治疗。

　　HPV 感染在大部分情况下无需治疗,也没有特效药。那么,既然不用治,也治不了,为什么还要检查呢? 其实,查 HPV 的意义,并非为了治疗,而是为了预防宫颈癌发生,即常说的二级预防。如果感染了高危型 HPV,仅仅说明发生子宫颈癌的可能性增加了,需提高警惕,请遵医嘱做好定期子宫颈癌筛查和随访,密切观察宫颈病变的发生和变化。只有发现宫颈高级别病变或癌前病变,才需要进行治疗。

13. HPV 引起的疾病不仅是子宫颈癌

　　HPV 的直径很小,是一组无包膜的球形双链环状 DNA 病毒。无包膜,说明这种病毒的抵抗力很强。

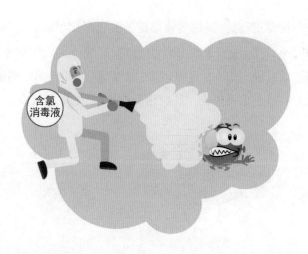

　　HPV 通过感染表皮和黏膜而引起多种疾病,从寻常疣到尖锐湿疣,再到子宫颈病变、子宫颈癌、甚至阴茎癌、肛门癌等。

　　HPV 是个大家族,分为高危型和低危型。低危型 HPV 感染,会引起哪些疾病呢?

低危型 HPV 可引起身体疣样病变

　　低危型 HPV 主要引起女性外阴、大小阴唇、尿道口、生殖道、肛周皮肤及男性外生殖器外生性疣类病变及复发性呼吸道乳头瘤样增生,其病毒亚型主要包括 HPV6、11、40、42、43、44 等多种型别。

　　感染了 HPV1、2、5、8 等型,身体会出现寻常疣、扁平疣、跖疣等皮肤疣。此类疣可自行消失,或保持不变,或外形增大、数量增多。医师通过视诊即可作出诊断。疣治疗后可以复发,但与疣相关的 HPV 亚型感染不会引起癌症发生。

　　全球约 90% 以上的生殖器疣由 HPV6、11 等亚型感染引起,是一种常见性病,又称尖锐湿疣。尖锐湿疣早期会出现锥状小肉粒、小丘疹,一般发生在外生殖器、肛周。尖锐湿疣多数是粉红色、菜花状,民间也有称它为"菜花疣"。其表面粗糙角化、很脆,很容易出血及感染。该疣传染性很强,发病率较高。

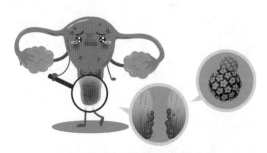

生殖器疣,俗称"菜花疣"

尖锐湿疣感染可反复发病,但一般不会诱发癌变。一旦感染上尖锐湿疣,及时去正规医院治疗是关键,切不可视而不见,让病情不断地恶化进而诱发其他并发症,给治疗带来困难。

高危型 HPV 感染相关疾病

每年HPV感染会引起61万人患病

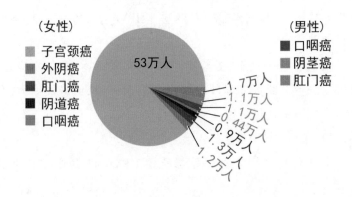

据估计,在全球范围内 HPV 感染每年会引起 61 万例相关疾病,其中,在女性中有子宫颈癌 53 万例,外阴癌 1.2 万例,肛门癌 1.3 万例,阴道癌 0.9 万例,口咽癌 0.44 万例;在男性中有肛门癌 1.1 万例,阴茎癌 1.1 万例,口咽癌 1.7 万例。

高危型 HPV 除了可引起子宫颈癌之外,还可以引起其他部位的恶性肿瘤或癌前病变,如外阴癌、肛门癌、男性阴茎癌等。

(1)外阴及阴道癌:研究显示,阴道癌中 HPV 感染率为 60.9%,主要感染型别为 HPV16、18、31。我国一项针对原发性外阴癌患者的相关研究表明,外阴癌的发生与 HPV 感染有关,尤其是年轻女性外阴癌,感染亚型以 HPV16、52、58 型为主。

(2)肛门癌:大量研究表明,肛门癌病变中 HPV 感染率为 84.3%,感染亚型主要为 HPV16(73.4%)、HPV18(5.2%)、HPV33(4.8%)。

HPV16、18 为高危因素,与全球大约 70% 的子宫颈癌相关,与 72.7% 的阴道癌相关,与 78.6% 的肛门癌相关。

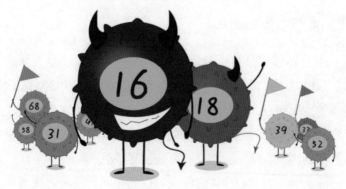

14. 感染了 HPV,要严防传给家人

当你确认感染了 HPV,可能会陷入慌乱的情绪中,除了担忧自己会不会得子宫颈癌外,最担心的问题可能是"HPV 会传给我的爱人和孩子吗?"

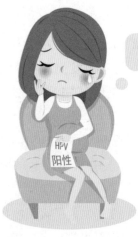

我会不会传染给家人?

HPV 有哪些传染途径?

HPV 不仅仅是在生殖器才有,这是一种极易感染人体表皮和黏膜鳞状上皮的病毒,主要经密切接触传播。性接触是 HPV 传播的主要途径,其传染性强,传播速度甚至高于人类免疫缺陷病毒。几乎所有发生过性行为的人一生中都有可能发生一种或多种型别的 HPV 感染,而且有可能反复感染。

除了性交之外,HPV 病毒也可以通过间接接触被病毒所污染的物品而传播,如毛巾、浴巾、马桶垫、浴盆、衣物等。

此外，HPV 能结合人体的 DNA 细胞，病毒一般在人体的分泌物中，如果皮肤黏膜上有破口，接触到这些带病毒的分泌物，也会增加感染机会。

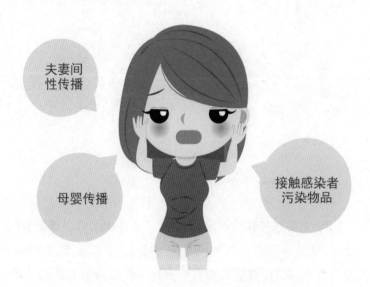

因此，虽然 HPV 病毒主要的感染途径是性传播，但它也能通过破损皮肤、黏膜感染。在一起生活，如果不注意卫生，通过密切接触，家中其他人感染的概率将大幅度提高，如接触患者用过的毛巾、内衣裤等。尤其是同一家庭中的女性亲友，感染的概率更大。

此外，感染了 HPV 的女性也可能在分娩过程中将 HPV 传染给新生儿。

家有 HPV 患者，如何避免交叉感染？

（1）夫妻之间最易相互感染，必须做好防范。

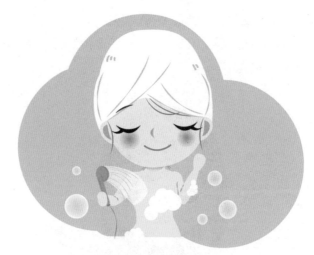

要经常洗澡，保持私处干净

　　HPV 主要通过性传播感染，虽然禁止性生活可以预防 HPV 传播，但这并不现实。因此，始终要注意性卫生，避免过早性行为和多性伴，在性生活时，男女双方在性生活前后要清洗外阴，性生活过程中应戴上安全套。

　　男性包皮藏污纳垢，是 HPV 病毒藏身之所，不仅可引发妇科炎症，也是诱发 HPV 和其他性传播感染的重要影响因素。所以包皮过长的男性，每次性生活前要主动将自己的清洁做到位，也可以考虑包皮环切手术治疗，以达到长久减少感染和降低生殖器患病的概率。

　　（2）保持健康卫生的居家环境：感染者的衣物最好不要和家人的衣物一起放在洗衣机里面洗，尤其是内衣裤、浴巾等应单独清洗存放。清洗过程中可用热水浸泡消毒，清洗完毕后曝晒 30 分钟以上。

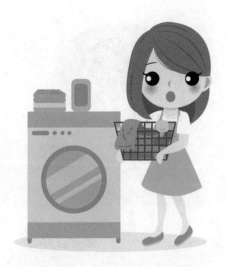

感染者的衣物最好分开清洗！

毛巾、浴巾、牙刷等个人用品要消毒隔离,马桶圈要清洗消毒。上厕所前后要洗手,避免感染。

不要轻易服用抗生素,以免菌群失调,给 HPV 病毒可乘之机。

(3)保持健康的生活方式:

1)坚持体育锻炼:锻炼是强身防病的灵丹妙药,可以使人体的免疫细胞数目增加。

2)保证优质睡眠:充足的睡眠能够大大提高身体免疫功能。

3)保证均衡营养:营养失衡会使身体缺少必要的氨基酸和维生素,可使身体的免疫力减弱。

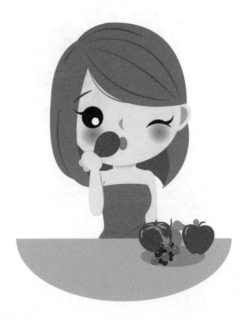

4）保持积极的心态：免疫系统会受到心理和感觉的暗示，保持积极向上的心态能够提高自身免疫力。

5）接种疫苗是预防 HPV 感染的有效措施，后面章节我们会具体介绍。

15. 别大意，安全套可能无法杜绝 HPV 传播

安全套不仅能够避孕，还能够避免一些性传播疾病的发生。很多人都把安全套当成万能的，认为只要戴了安全套，就能把所有的病毒"拒之门外"，真的是这样吗？

我不是万能的，无法杜绝 HPV 传播！

性生活中使用安全套，确实可以减少病毒的传播。全球许多研究显示，使用安全套可以降低由 HPV 感染所致的生殖器疣和生殖道癌症的发生风险。强调性生活的卫生和安全套的使用，有益于预防 HPV 感染，但安全套无法完全杜绝 HPV 传播。

安全套不能遮盖所有的 HPV 易感区

HPV 可存在于女性子宫颈、阴道、外阴、肛周和男性尿道口、冠状沟、阴茎、包皮、阴囊、肛周等部位。安全套保护的区域有限，使用安全套只能保护被安全套覆盖的阴茎，不能保护未被安全套覆盖的体表，这些部位的 HPV 可通过直接接触传染给对方，甚至在性伴间交叉感染，引发或引起再次复发尖锐湿疣和女性子宫颈病变。所有性接触都可能会给 HPV 的传播提供可乘之机。

尖锐湿疣是一种由 HPV 感染所引起的以疣状病变为主的性传播疾病。该病传染性强,容易复发,需要长时间的反复治疗,严重影响患者的日常生活。尖锐湿疣不仅可出现在男女的生殖器部位,而且常出现在与生殖器相连的会阴、肛门、大腿等皮肤处,在病毒未长成疣体之前,已被病毒感染的皮肤是看不出异常的。

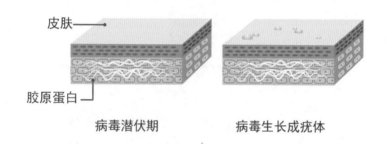

病毒潜伏期　　　　　　病毒生长成疣体

通常情况下,在一次性生活中感染了 HPV,大约经过 4 周~8 个月的时间,可能发展成生殖器疣。但是也有些病毒会潜伏下来,在几年甚至数十年后发展成为疣或子宫颈病变。当一方发现了 HPV 病变,那么性生活的双方可能都感染了一种类型的 HPV,但一般很难准确判定感染 HPV 的时间。

另外有研究认为,HPV 为双链 DNA 病毒,球形病毒直径为 52~55 纳米,比普通安全套乳胶分子之间的天然裂隙要小,所以使用安全套虽然有一定预防效果,但却不能完全防止。

所以,在性生活中,安全套提供的是一种物理屏障,避免体液、血液直接接触,只是降低了 HPV 感染的概率,不能百分百保证不被感染 HPV。要避免感染性传播疾病,一定要洁身自好,避免高危性行为的发生。

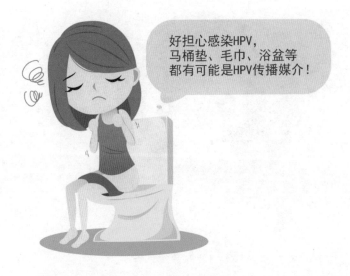

16. 怀孕遇上 HPV,要积极应对

怀孕生子,对每个妈妈和家庭来说都是无比幸福的事。但当这种幸福遭遇 HPV 时,你可能会变得异常焦虑。遇到这种情况不要过于紧张,应放松心态,科学应对。

感染了 HPV,最好事先咨询和恰当处理后再怀孕

女性感染 HPV 后,大多数都不需要治疗,靠自身的免疫力就能将其清除。但也不能掉以轻心,一旦发现感染 HPV 应立即去医院检查,确认病毒类型,然后按照医师的要求进行复查。

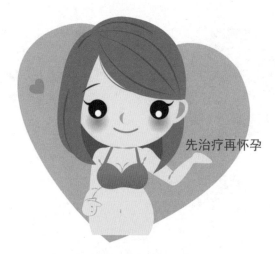

先治疗再怀孕

感染了HPV≠与怀孕无缘

　　如果有怀孕的打算,但又检查出感染了 HPV,是否就不可以怀孕? 其实,也不是完全不可以,还需要根据具体感染情况来判断。最好先去医院做全面的检查以明确:

　　(1)是否患有下生殖道感染:如果处于生殖道感染急性期,则不建议怀孕,最好等待感染治愈后再怀孕。治疗这些合并感染没有那么复杂,不必有太大的心理负担。

　　(2)是否患有尖锐湿疣:这是由低危型 HPV 感染所导致的疾病,以肛门及生殖器部位的病变为主要表现,能通过性接触传播。因为在怀孕过程中,女性体内雌激素分泌增加,而雌激素会刺激尖锐湿疣的生长,可能导致病情加重,所以最好先治病再妊娠。

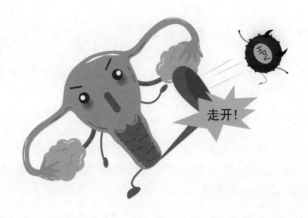

（3）可否排除子宫颈癌前病变及子宫颈癌：HPV 阳性时，首先应该确定 HPV 类型，如果是 HPV16、18 等高危型的病毒，需要进一步做细胞学或阴道镜检查来进一步确诊，如果结果异常，还需要进行宫颈活检，以排除癌前病变或宫颈癌的可能。如果确实已经出现癌变，医师会根据具体情况，即患者对生育的要求采取最佳治疗方法。治疗痊愈后，可以继续安排生育计划。

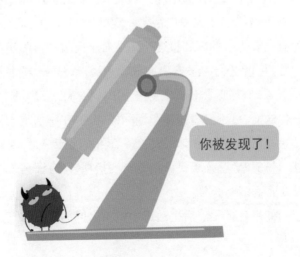

孕检中发现 HPV 感染怎么办？

如果你已经怀孕，但又不幸地在孕检中发现了 HPV 感染，那又该怎么办呢？ HPV 会影响胎儿的健康吗？

妊娠可能增加生殖道 HPV 的易感性。可使妊娠晚期的 HPV 阳性率最高，即感染 HPV 的概率较高，也有可能发生一定程度的宫颈病变，但产后有一定的自然转阴率，即 HPV 可能会自动消失，或病变也会好转。

是否影响胎儿健康，还要看 HPV 的传播途径。有研究称，早、中期妊娠时绒毛组织滋养细胞可形成较完整的双层结构，HPV 即使进入了血液循环，但由于其衣壳蛋白质量较大，也很难通过胎盘屏障。这说明妊娠期间妇女的 HPV 感染一般不会造成宫内的垂直传播，对胎儿不构成潜在感染的威胁，继续妊娠是安全可靠的。目前研究尚没有明确 HPV 感染引起胎婴儿不良妊娠结局的证据。

所以孕期如果发现 HPV 感染或轻度宫颈病变，先密切追踪随访。由于癌前病变大发展需要一定的时间，即便高级别病变也极少有发展为宫颈癌的报道。如果对于高级别宫颈病变进行手术治疗，可能会引起孕妇出血或导致流产、早产、新生儿死亡等不良妊娠结局，威胁母儿健康。因此，在孕期发现的 HPV 感染和宫颈病变，可不必着急在孕期积极处理，在密切观察下于产后继续追踪随访了解感染和病变转归和发展情况，再确定相应的处理。另 HPV 感染不是做剖宫产的指征，没有证据表明剖宫产对母儿有更多的获益。

孕妇如果在怀孕前后生殖道中检测出低危型 HPV 感染，尤

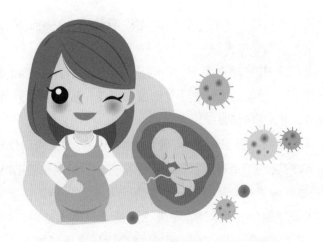

早、中期妊娠妇女的HPV感染对胎儿不构成威胁

其是 6 和 11 型 HPV,可能会发生尖锐湿疣。孕期尖锐湿疣可能会在产后消失,一般尖锐湿疣不引起母婴不良结局,孕期不需治疗,有些化学治疗还可影响胎儿引起流产、死胎、胎儿畸形等。孕期尖锐湿疣处理多是随诊观察,注意外阴清洁、膳食营养、生活规律。孕期妇女患有尖锐湿疣,多数不会通过阴道分娩发生母婴传播感染,极少数发生感染造成小儿喉部乳头状瘤,一般可选择阴道分娩,注意防护。如果瘤体较大阻塞产道,或将导致严重出血,可在充分会诊和征求孕妇和家属意见后,选择剖宫产,以避免阴道分娩不畅,减少胎儿通过产道的感染。

做好心理调适,积极应对感染

感染 HPV 的孕妇,不仅担心自身健康,更担心对胎儿带来的危害,焦虑、恐惧及抑郁等心理问题表现较为严重。孕期出现心理问题不仅影响孕妈妈的身心健康,导致不良妊娠结局,对胎儿和婴儿的发育也将产生不良影响。

由于从 HPV 感染到子宫颈癌是一个长期的过程,即便孕妈妈发现 HPV 感染,也不要过于恐慌和担忧。做好心理调节,积极面对是非常重要的。

首先孕妈妈要咨询医师,确定 HPV 分型,如果检测结果是高危型,则应进一步进行宫颈细胞学检查。如果是单纯 HPV 阳性,但是细胞学检查阴性,孕期无需处理,做好产后随访就可以了。如果细胞学检查阳性,要进一步检查以明确诊断,指导治疗。掌握必要的知识和了解病情,减少因疾病恐惧带来的心理问题,对积极面对疾病和稳定情绪非常有帮助。

其次,孕妈妈要尽量保持正常生活和工作,保证营养和运动,以维持正常情绪,还可以转移注意力,如听音乐、建立新的兴趣爱好等,学会自我放松并有效发泄负面情绪,有效减轻心理压力。

此外,来自家庭及社会的支持十分重要。准爸爸和全家应给予孕妈妈足够的温暖和鼓励,让孕妈妈增强信心和有面对疾病的勇气,缓解不适心理。

如果孕妈妈自我心理调适困难,应寻求专业人员的帮助,进行规范的心理干预和治疗,打消顾虑,减轻心理压力,调整好心态,同时加强产检,及时诊治母儿并发症。

17. 多次 HPV 检测结果可能会不同

不少女性在体检中都有这样的困惑:在同一家医院做了多

次 HPV 检测，或者，在不同的医院做多次 HPV 检测，为什么每次检测结果不一样？

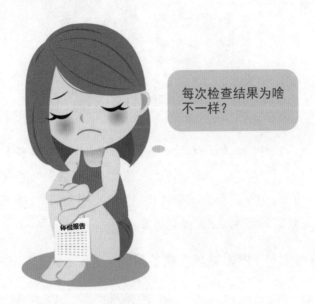

每次检查结果为啥不一样？

其实，多次 HPV 检测结果不一样，是一种可能发生的正常情况，结果不一样可有以下原因：

检测取材的有效细胞不足

检测 HPV 的标本来自宫颈表面的脱落细胞，而脱落细胞主要来自宫颈表面的鳞状上皮细胞。做一次 HPV 检测，需要采集足量的宫颈脱落细胞，而宫颈表皮鳞状上皮细胞至少需要 30 天左右才能再度生成足量的成熟细胞。

如果患者多次取样的间隔时间较短，就可能出现有效细胞太少甚至没有的情况，结果自然会变成（假）阴性。所以，如果想再次复查，一定要间隔 20 天以上。

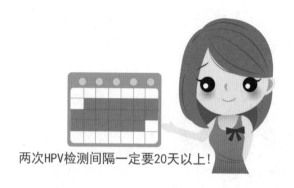

两次HPV检测间隔一定要20天以上！

当然，第一次查出 HPV 阳性的患者，并不建议进行多次复查。一方面，频率过高（如间隔低于 20 天），检测结果可能有误差；另一方面，HPV 持续性感染 2 年以上才会引起病变，频繁奔走于各大医院重复检测完全没有必要。

各机构检测的 HPV 型别可能不同

据悉，目前已发现的 HPV 有 200 余种型别，与宫颈癌相关的 HPV 高危型型别有 40 多种，但用于临床检测的只有 13~14 种，而且不是每次检测都会分出所有型别。

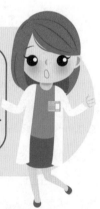

问：为什么两个机构的检测结果不一致？

答：例如，A机构可以检测出15个型别，B机构可以检测出20个型别，那B机构就可检测出A机构不能测出的那5个型别。若你恰好感染的是这5个中的一个或多个，那两个机构的检测结果就可能不一致。

　　研究和统计资料显示,超过 90% 的宫颈癌都是由这 10 多种高危型 HPV 引起,因此目前的 HPV 检测项目仅限于高危型和部分低危型检测,无法也更没有必要检测所有的 HPV 型别。

　　有人可能会担心:如果我感染的 HPV 型别不在临床检测的这些型别里,那检测结果可能就是阴性(没有感染),但我又确实感染了 HPV,会有危险吗?

　　其实不必担心,因为没有被选择的型别都是感染率很低或者危害度低的型别。

HPV 感染具有一过性和反复性

　　即便是定期做 HPV 检测,复查的结果也会出现与过往不一样的结果——为什么会这样?

　　一方面,这源于 HPV 感染的一过性特征,即大部分女性感染 HPV 后,在一定时间内都可通过自身免疫清除掉。那在下次检测中,自然就检测不到该型别的感染。同时,HPV 感染还具有反复性,即已经被清除的 HPV 型别病毒,依然可能会由阴性转阳性,而发生再次感染。

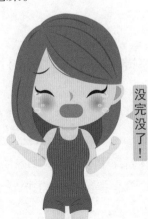

没完没了!

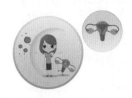

第三章
了解 HPV 疫苗

HPV 疫苗注射是当前减少子宫颈癌发病率和死亡率的重要措施,应尽早接种。据医学统计,接种 HPV 疫苗,可预防 70%~90% 以上的 HPV 感染,从而大大降低子宫颈癌的发病率,子宫颈癌也因此成为首个可通过接种疫苗来预防的癌症。目前,HPV 疫苗已在中国上市。该如何接种? 是否接种后就"万事大吉"了? 本章来告诉你答案。

18. 谈谈 HPV 疫苗的作用

世界卫生组织提出,第一个有望消除的癌症是子宫颈癌。之所以这样说,是因为子宫颈癌是目前人类所有癌症中唯一病因明确的:在大多数子宫颈癌病例的样本中都能找到 HPV。

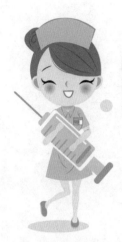

2006年，全球第一支HPV疫苗问世，可以说是人类历史上第一个预防癌症的疫苗。

2006 年 HPV 疫苗问世，这是人类历史上第一种预防癌症的疫苗。

HPV 疫苗的工作原理

疫苗能够让你的免疫系统提前识别某种特定病原体，下次再遇见该病原体，直接将其消灭，不让它侵入人体。

HPV 疫苗全称为人乳头瘤病毒疫苗，是预防 HPV 病毒感染所致相关疾病的疫苗。HPV 疫苗中含 HPV 病毒的主要衣壳蛋白 L1，它能自我组装成类似 HPV 病毒样的颗粒。这种颗粒不含病毒遗传性物质，因此不具有感染性，但可诱导机体产生特异性抗体。接种疫苗后，疫苗的活性成分会刺激人体免疫系统，诱导人体产生免疫效应物，从而预防相应型别的 HPV 的感染。

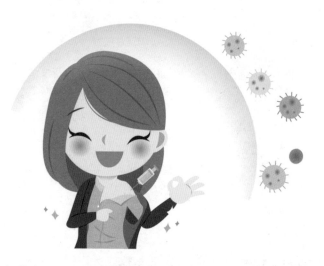

　　疫苗中 HPV 病毒样颗粒就好比是一个扎成敌人模样的稻草靶子，但并不是真正的敌人，不会对你构成威胁。它的作用是让你的士兵——机体免疫系统将其视为敌人去练习拼杀。当遇到真正的敌人时，士兵就有了防御能力。

　　人体抵抗病毒的体系是产生抗体的体液免疫和产生细胞因子的细胞免疫。自然感染产生的抗体（对抗病毒的物质）水平很低或没有，不足以对抗病毒的再次进攻。而疫苗是通过肌内注射，会引发人体产生强烈有效的免疫反应，产生的抗体的滴度是自然感染的 40 倍以上，这样就可以防止病毒感染。

HPV 疫苗对子宫颈癌的预防效果可达 70% 以上

　　2017 年，世界卫生组织（WHO）的《HPV 疫苗：WHO 的立场文件》指出："应将 HPV 疫苗作为预防子宫颈癌和 HPV 引起的其他疾病的综合防控策略的一部分。"并建议 HPV 疫苗纳入国家免疫规划。

2017 年,《中国子宫颈癌综合防控指南》中也明确指出,子宫颈癌的一级预防旨在通过健康教育和接种 HPV 疫苗,减少 HPV 感染。HPV 疫苗对未曾感染 HPV 或之前感染过随后清除 HPV 的女性具有很高的保护效力,且具有良好的安全性。

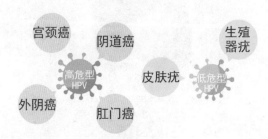

目前在我国可以接种的 HPV 疫苗有 4 种,其中包括一种国产二价疫苗,三种进口疫苗分别是二价、四价和九价疫苗。一般来说,二价疫苗可预防 70% 的子宫颈癌;四价疫苗可预防 70% 的子宫颈癌和 90% 的尖锐湿疣;可预防 90% 的子宫颈癌和 90% 的尖锐湿疣。目前在国内除了九价疫苗仅用于 16~26 岁女性以外,其他三种疫苗可用于 9~45 岁女性。

越早接种,免疫效果越好

WHO 推荐接种 HPV 疫苗的首要目标人群是 9~14 岁的女孩,次要目标人群是 15 岁以上女性或男性。因为女性一旦开始有性接触后,感染 HPV 的可能性就出现了。HPV 疫苗属于预防性疫苗,对已经存在的 HPV 感染没有治疗作用。所以,在女性进入性活跃期之前接种 HPV 疫苗的效果最佳。

此外,随着年龄的增加,疫苗接种产生的抗体应答或保护效力有降低的趋势。因此,HPV 疫苗需要尽可能在性活动前接种。越早接种,疫苗效力越高。

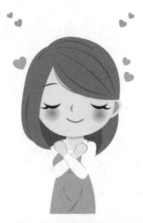

尽可能在性生活前接种HPV疫苗!

有人认为,既然 HPV 疫苗对没有性生活史的年轻女性效果最好,那么已经有性生活史的女性就没有必要接种疫苗了。其实,对已经感染了 HPV,但并未感染 HPV16、18 亚型的人来说,接种 HPV 疫苗也会产生保护作用。若检测结果提示已感染 HPV16、18 亚型,疫苗并不能清除病毒,但还会对预防其他高危型别 HPV 感染有一定的交叉保护作用,但总体效力不如低年龄人群在性生活之前接种的效果。

19. 选择适合你的 HPV 疫苗

目前全球上市的 HPV 疫苗有二价、四价、九价三种,"价"代表了疫苗可预防的病毒不同的型别。

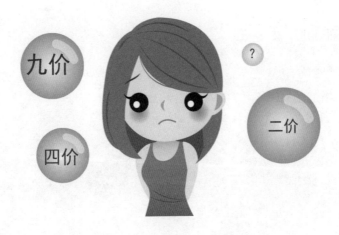

HPV疫苗这么多种类，我该打哪一个？

二价 HPV 疫苗

　　二价 HPV 疫苗是科学家们本着"首恶必办"的宗旨，针对 HPV16 和 HPV18 两个排位第一、二的高危型别而研发的疫苗。HPV16 和 HPV18 在所有引发子宫颈癌的 HPV 亚型中占 70% 以上，因此，二价 HPV 疫苗属于"精准"预防型疫苗，可以在较大程度上预防子宫颈癌的发生。

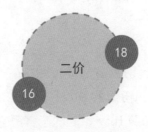

　　换言之，接种了二价 HPV 疫苗，今后患上子宫颈癌的风险可大大降低。

四价 HPV 疫苗

四价 HPV 疫苗是在 HPV16 和 HPV18 两个高危型的基础上，增加了 HPV6 和 HPV11 两种 HPV 低危型亚型。

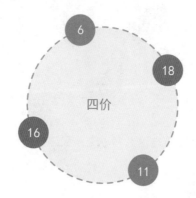

为什么要增加低危型的 HPV ？低危型的 HPV 也会引起生殖道、肛周皮肤和阴道下部的外生殖器湿疣类病变，同样也对人体健康造成损害。

也就是说，四价子宫颈癌疫苗可预防更多的 HPV 感染，不但同二价疫苗一样可降低接种者发生癌变风险，还可以预防男女性常见的生殖器疣，预防作用更加广泛。

九价 HPV 疫苗

是在 HPV16、18 两个高危型和 HPV6、11 两个低危型基础上又增加了属于高风险组的 HPV31、33、45、52 和 58 五个 HPV 亚型，该疫苗用于预防 HPV 引起的子宫颈癌、外阴癌、阴道癌、肛门癌及癌前病变，以及生殖器疣等病变。

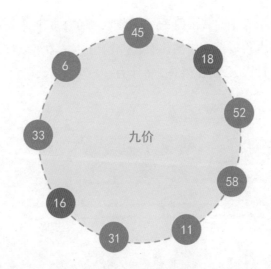

国际研究数据显示,九价疫苗能预防 90% 癌变的可能,是迄今为止功能最强大的子宫颈癌疫苗。

综上,可以认为,对于子宫颈癌的预防,二价疫苗是"雪中送炭",而增加了抗 HPV6 和 HPV11 的四价疫苗是"锦上添花",九价疫苗则是"更上一层楼"。

3 种疫苗的适合人群

这里要提醒一下,目前在中国,二价、四价和九价 HPV 疫苗适用人群是不同的。对于女性来说,可以根据自身年龄和经济状况,选择接种不同价型的 HPV 疫苗。

国产疫苗和进口二价疫苗在中国注册,适用于 9~45 岁的女性群体,完成整个免疫程序共需接种 3 针,分别在第 0、1、6 个月。国产二价疫苗对 9~14 岁女性免疫程序可接种 2 针。

进口四价疫苗在中国注册,适用于 9~45 岁的女性群体,完成整个免疫程序共需接种 3 针,分别在第 0、2、6 个月。

进口九价疫苗在中国注册,适用于 16~26 岁的女性,接种程序也是 3 针次,分别在第 0、2、6 个月。

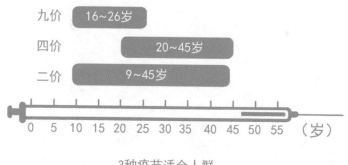

九价　16~26岁

四价　20~45岁

二价　9~45岁

0　5　10　15　20　25　30　35　40　45　50　55　（岁）

3种疫苗适合人群

无论是接种二价疫苗、四价疫苗还是接种九价疫苗,接种后仍然需要定期进行子宫颈癌筛查。现有疫苗并不能覆盖和预防所有的高危型 HPV 以及其所能引起的癌症。

从子宫颈癌三级防控角度看,接种子宫颈癌疫苗属于一级防控(治未病),而筛查属于二级防控(治初病),对子宫颈癌的诊治属于三级防控(治已病)。不能因为第一道防线不错(实际上还不完美)就把第二道防线给撤了。

20. 孕期和哺乳期与 HPV 疫苗接种

HPV 疫苗的研发初衷,是避免 HPV 感染引发子宫颈癌前病变及子宫颈癌的发生。适合接种疫苗的女性主要是 9~14 岁未发生性性生活的女孩,同时,45 岁以下的育龄妇女也是可以注射疫苗的人群,但育龄期妇女会面临生育、哺乳等,是否还可接种

HPV 疫苗?

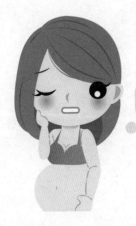

我能不能打HPV疫苗?

备孕期：接种 3 个月后再怀孕

育龄期女性往往一边想着接种 HPV 疫苗可以预防子宫颈癌，应该早接种；一边又担心在接种期间万一怀孕了会影响胎儿健康。到底选择继续备孕，还是先去接种 HPV 疫苗，成了困扰许多备孕女性的新难题。但备孕期间不建议接种子宫颈癌疫苗，建议在完成全程接种的 3 个月后怀孕。

孕期：尽量避免接种

HPV 疫苗属于灭活疫苗，理论上不会对妊娠造成不良影响。目前研究也没有发现疫苗对孕妇和胎儿产生不良的影响，但为了慎重起见，孕期妇女还是应避免接种，所以各国指南均建议孕妇不要接种。

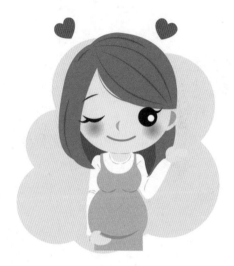

我肚子里有小宝宝，我先不接种HPV疫苗！

如果女性在接种 HPV 疫苗期间意外怀孕了怎么办？有医疗研究机构进行了追踪访问、观察，得到的结论是：没有资料支持"HPV 疫苗会导致流产等严重后果"。同时，在接种疫苗期间怀上的孩子，出生后也没有发现异常表现。

所以，如果在接种 HPV 疫苗期间发现怀孕了，不用去流产，只需要停止注射后续的 HPV 疫苗，等哺乳期后再进行补种。补种时，也无需重新从第一针开始接种，只需接着注射完成剩下剂次的疫苗即可。

哺乳期：谨慎接种

很多在哺乳期的宝妈也想去接种，但又担心会对宝宝造成不利影响。此时，最好等过了哺乳期再考虑疫苗注射。

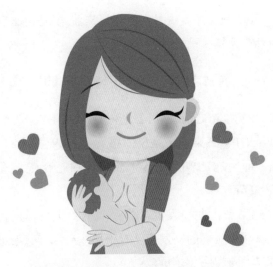

等我哺乳期过了，我再打HPV疫苗！

非临床研究中的血清学数据表明，大鼠哺乳期间 HPV16 和 HPV18 的抗体可通过乳汁分泌。在临床试验中，未观察本品诱导的抗体经母乳分泌的情况。由于 HPV 疫苗使用的时间太短，临床资料过少，HPV 疫苗对哺乳期女性的影响仍有待进一步考证。由于许多药物可经母乳分泌，因此，哺乳期妇女接种疫苗时应谨慎。

月经期：可以接种

月经是女性的正常生理现象，所以月经期间可以接种 HPV 疫苗。但是很多女性在月经期可能会有头晕、疲惫等不适，如果经期接种 HPV 疫苗，可能会分不清这些副作用是因为疫苗造成的，还是因为月经期本身造成的。所以最好还是在身体状态非常好的情况下去接种，这样可避免一些不必要的困扰。建议在月经结束后 2~3 天再接种疫苗，毕竟推迟几天再接种，并不会影响疫苗的效果。

此外，接种 HPV 疫苗，并不会引起月经推迟或提前，部分接种过 HPV 疫苗的女性出现月经推迟或提前，多是由非疫苗因素引起，如心情、天气、睡眠、饮食等。

延伸阅读——接种 HPV 疫苗，不必检测 HPV 或 HIV

接种 HPV 疫苗之前，不需要进行 HPV 或 HIV 检测，因为无论是正处于 HPV 感染期还是以前感染过 HPV，接种 HPV 疫苗均可受益。即使是 HPV 和 HIV 检测阳性的适龄人群，还是应该接种 HPV 疫苗。

HPV 感染或由此引发的子宫颈病变治愈后，进行 HPV 疫苗接种可以减少疾病的复发率。对于那些还没有感染过的基因型，接种疫苗是有保护作用的。

HIV 即人类免疫缺陷病毒，可造成人类免疫系统缺陷。HPV 直接侵犯人体免疫系统，使得免疫系统丧失对各种病原体的清除能力，并引发各种严重的传染、恶性肿瘤，甚至导致死亡。由于 HIV 感染者的机体抵抗力下降，相比 HIV 未感染人群其合并 HPV 感染和发生子宫颈病变的可能性更大，因此，HIV 感染者更应注射 HPV 疫苗，以减少 HPV 感染和子宫颈病变的发生。

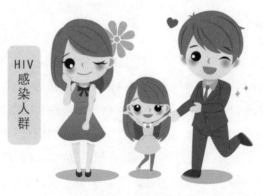

HIV 感染人群

我们接种HPV疫苗也是安全的！

　　有关 HPV 疫苗 3 剂次接种程序用于 HIV 阳性的女性、男性及 7~12 岁感染 HIV 的儿童的研究数据显示,这些人群接种 HPV 疫苗是安全的。无论 HIV 阳性者是否正在接受抗病毒治疗,其接种 HPV 疫苗后的血清阳性率与 HIV 阴性接种者相当。

21. 年长一些的女性还需接种 HPV 疫苗吗?

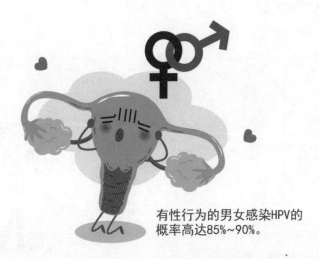

有性行为的男女感染HPV的概率高达85%~90%。

　　那 HPV 更"钟爱"年轻女性吗? 可以肯定地说,性生活活跃的女性更容易感染 HPV,年轻人处于性活跃年龄,其感染率处于较高的水平。很多年龄稍长的女性认为,没有性生活或性生活不频繁,就不会感染 HPV,这一观点是错误的! 一方面,HPV 除了通过性传播,生殖器官与其他不洁物品的密切接触或不卫生的习惯等,也都可能会感染 HPV。另一方面,年长女性由于其激素水平降低,会引起其免疫功能下降,HPV 感染的可能性以及由于感染所致的子宫颈高级别病变及子宫颈癌的发生率会高于年轻女性。

在全球，年龄组别 HPV 感染的高峰主要集中在 ≤ 25 岁的年轻女性。随着年龄的增高，HPV 感染率呈下降趋势，到 35~44 岁趋于稳定，即 ≤ 25 岁年龄组最高，中年女性感染率较低。

我国的一项多中心基于妇女人群的研究显示，女性 HPV 感染按年龄分组分析，高峰分别在 20 岁和 40~45 岁出现，分布呈"双峰"现象，如下图所示。

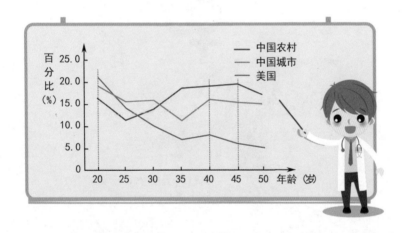

由此可见，HPV 并不只"青睐"于年轻女性，进入 40 岁的女性也不能掉以轻心。当年轻女性感染 HPV 后，九成女性会在两年内自动清除病毒，而伴随着年龄的增长，免疫力下降，40~45 岁女性自我清除能力变差，如果高危型 HPV 持续感染，致癌的概率就更大了。所以不要觉得年龄大了，性生活不频繁了就忽视 HPV 感染的预防，要注意定期进行 HPV 或子宫颈细胞学的检查,并且在 45 岁之前进行 HPV 疫苗接种,达到最好的保护效果。

22. 接种 HPV 疫苗也不能忽略子宫颈癌筛查

接种 HPV 疫苗后很多人都会错误地认为,可以不用担心子宫颈癌了,甚至也可以不用去医院做子宫颈癌筛查了。

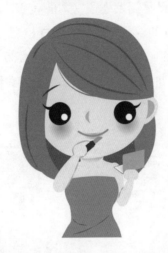

我接种了HPV疫苗,可以不用做筛查了!

其实这样的想法是不对的。HPV 疫苗能有效地对子宫颈癌进行预防,但这只是对疫苗包含的最主要致癌的高危 HPV 型别才有预防作用,可以预防多数的癌变,但不能预防所有的子宫颈癌。所以,要想彻底避免子宫颈癌的发生,还有一个重要的环节——子宫颈癌筛查,即二级预防。

HPV 疫苗不能覆盖所有高危型病毒,即不是所有的高危型

HPV 病毒都在疫苗预防之列，"价"数只是表明 HPV 疫苗的防御覆盖状况，面对疫苗防御型别以外的 HPV 病毒。所以接种 HPV 疫苗后，依然有感染子宫颈病变的风险。有性生活后，仍需要定期做子宫颈癌筛查。

此外，HPV 疫苗可能对子宫颈鳞癌和腺癌以外的少见的病理类型的子宫颈癌没有直接的预防作用。所以，无论是否接种 HPV 疫苗，都应该定期进行子宫颈癌筛查。

通过筛查，可以早期发现子宫颈的病变，以便及时治疗，可显著降低子宫颈癌的发病率。只要做好检查与防护，有很多的机会可将从病毒感染到子宫颈病变的过程阻断。女性朋友们也不必过度担心，各价疫苗的应用，也为很多女性的健康提供了保障。

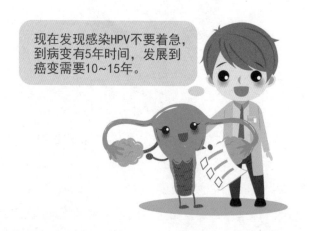

有下列高危因素的女性，可能需要接受比常规筛查更频繁的筛查，这些女性包括：HIV 感染的女性、免疫缺陷的女性（例如接受实体器官移植者）、子宫己烯雌酚暴露的女性和既往因子宫颈高度病变和 / 或癌治疗过的女性等。

在我国,因不同子宫颈癌筛查方法敏感性和特异性不同,各地医疗条件、资源和诊断水平存在很大的差异,对于正常人群的筛查间隔和筛查方法还需结合实际情况和患者自身情况而定。

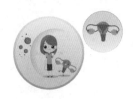

第四章
子宫颈癌的早期发现和治疗

随着医学的发展，人类对子宫颈癌的诊断和治疗已取得了长足的进步，且疗效不断提高。子宫颈癌的治疗方法，需要根据临床分期、患者年龄、生育要求、全身情况等要素，综合考虑，制订个体化的治疗方案。

23. 早期发现子宫颈癌，"三阶梯"筛查很重要

子宫颈癌在癌前病变阶段和癌症早期一般没有临床表现，容易被绝大多数女性朋友忽略。然而，一旦出现症状，通常癌症已经进入较晚期阶段，错过了最佳治疗时机。

美国最大型的子宫颈癌普查 ATHENA 研究证实，子宫颈癌前病变一旦发展为癌症并扩散至其他

器官,只有 20% 的女性存活期能够超过 5 年。

值得庆幸的是,子宫颈癌是目前唯一病因明确、唯一可以早期预防和治疗、唯一可以彻底根除的妇科癌症。ATHENA 研究证实,如能及早发现癌前病变阶段并进行阻断性治疗,治愈率可高达 98%。正因如此,应对子宫颈癌应实施"三阶梯"筛查:

第一阶梯:子宫颈细胞学检查

子宫颈细胞学检查是对子宫颈病变进行初步识别的最基本方法,即妇科检查时做的宫颈涂片或薄层液基细胞学检查(简称 TCT)。子宫颈细胞学和 HPV 检测是最基本的筛查方法,其检查结果为后续的阴道镜检查乃至病理学诊断提供了很大的参考价值。

临床实际上是怎么操作的呢? 医师先用一个小小的刷子在子宫颈上刷取细胞,染色后通过图片和计算机辅助等方法进行检测,以早期发现异常细胞。HPV 检测与细胞学检查的过程相似,也是医师利用一个小小的刷子来获取子宫颈的组织和分泌物等样品,以检测是否携带 HPV。

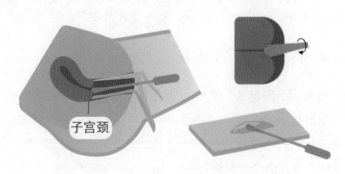

子宫颈

第二阶梯：阴道镜检查

如果第一阶梯筛查有问题(细胞学和 / 或 HPV 异常者)，就会接受阴道镜检查。

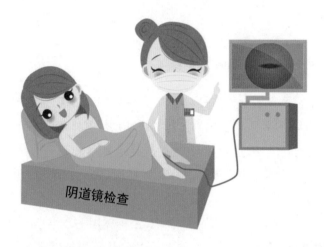

阴道镜检查

阴道镜，可以说是医师的"火眼金睛"，它通过光照和放大作用，配合子宫颈表面醋酸和碘染色，可以更好地观察和判断子宫颈上的病变，在疑似病变部位，采用活检钳获取组织标本，送病理组织检查。有的患者担心检查很疼，但事实上，子宫颈上痛觉神经很少，患者会稍有些不舒服，但是不会很疼。

第三阶梯：组织病理学检查

如果第二阶梯的阴道镜检查还是有问题，就需要进入第三阶梯的筛查中，这也是至关重要的一个环节，即进行组织病理学检查。组织病理学检查包括子宫颈活检术和子宫颈锥切术，这是确诊子宫颈病变的可靠方法。

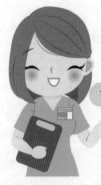

需要等待病理结果，明确下一步处理

　　临床上把组织病理作为子宫颈病变诊断的"金标准"。所以医师会对你说："需要等待病理结果，明确下一步处理。"通过"三阶梯"筛查，可以全面甄别病变，但每一个环节通常不能互换位置，更无需同时进行。

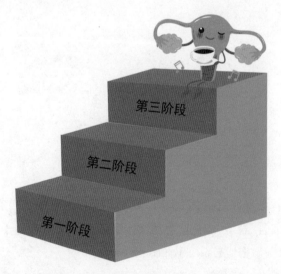

第三阶段

第二阶段

第一阶段

　　所以，不要着急，一步一步地按照"三阶梯"筛查，即可对子宫颈癌做到早诊早治。

24. 教你看懂细胞学检查报告单

　　大家都已经知道,子宫颈发生癌变是由高危型 HPV 持续感染而引起的,可以通过采集子宫颈细胞进行病理检测,做到早期发现。细胞学检查方式有巴氏涂片和液基细胞学检查两种。

　　巴氏涂片,可以说是细胞学检查的"始祖",其检查方法是在子宫颈外口鳞柱状上皮交界处,用木质刮板以子宫颈外口为圆心轻刮一周,取出刮板后将刮取的细胞在载玻片上向一个方向涂片,涂片经染色后在显微镜下观察。这种方法使用了至少 50 年,给数以千万计的女性带来了福音,让她们免于遭受晚期子宫颈癌的痛苦。

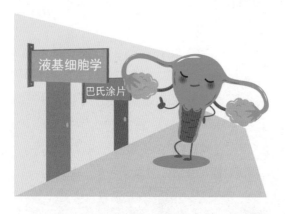

　　尽管巴氏涂片经济、快捷,但因其获取细胞的数目有限,涂片质量欠佳,存在过多血液、黏液、坏死组织和炎细胞干扰等原因,所以漏诊率比较高,目前基本被淘汰。

　　液基细胞学检查(TCT)可以说是细胞学检查的"升级版"。它与巴氏涂片最大的不同在于其制备技术不同,它利用特制的取样刷,刷取子宫颈细胞,标本取出后立即放入装有细胞保存液的采样瓶中,通过高精密度过滤膜过滤等处理,将标本中的杂质分离,并使上皮细胞在制片时单层均匀分布。这种制片技术使玻片背景干净,黏液、血液成分明显减少,细胞细微结构更清晰,将识别子宫颈高度病变的灵敏度和特异度分别提高至85%和90%。

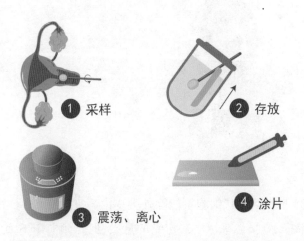

与传统的巴氏涂片相比,TCT可以采集到更多的细胞,明显提高了细胞的检出率,同时还能发现微生物感染如霉菌、滴虫、病毒等。目前该技术已完全取代了传统巴氏涂片,在世界范围内广泛使用。

当做完细胞学筛查后,会形成一份细胞学检查的报告单。现在简单介绍一下这些不同的细胞报告结果:

(1)未见上皮内病变、细胞病变(NILM):代表子宫颈细胞正常,不需要做特殊的处理。

(2)非典型鳞状细胞(ASC-US):有时又称为"未明确意义的不典型鳞状细胞",出现这样的结果说明是有些不确定,细胞学医师无法判读这个结果的含义,但是又有些不放心,因此标记为ASC-US。

临床医师遇到这样的情况的时候,可以有两个选择,一是在

3~6个月以后进行细胞学复查;二是直接进行 HPV 检测,如果是高危型 HPV 阳性,那么建议下一步要做阴道镜检查,如果是 HPV 阴性,就可以定期复查了。

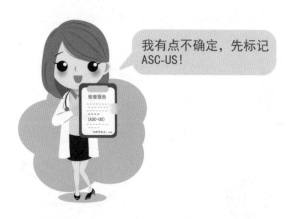

(3)非典型鳞状细胞不能除外上皮内高度病变(ASC-H):这个结果提示,虽然临床不确定它的意义,但是倾向于不太好,因此这样的情况通常是需要做阴道镜检查和活检的。

(4)低级别鳞状上皮内病变(LSIL):提示发现有异常的细胞,需要进一步行阴道镜检查,必要时取活检。

(5)高级别鳞状上皮内病变(HSIL):提示发现有异常的细胞,比起 LSIL 更高了一个级别,预示着不好,这样的结果需要进一步行阴道镜检查和活检。

(6)非典型腺细胞(AGC):这一个结果提示有子宫颈、子宫内膜、输卵管或者卵巢来源的腺细胞肿瘤的可能性。

通常情况下,需要进一步的检查来明确病变在哪里,一般需要行超声、宫腔镜、刮宫等。

(7)鳞状细胞癌或腺癌:若是出现这个结果,则需要再进一步进行组织病理、影像学检查,并按照医师建议积极治疗。

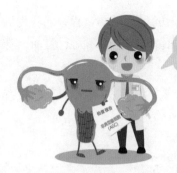

你去做一下超声、宫腔镜、刮宫来进一步明确。

25. 子宫颈上皮内病变不一定都需要治疗

在妇科检查中,很多患者被查出子宫颈上皮内病变(CIN)时,就以为自己得了子宫颈癌,吃不下饭、睡不着觉,见到医师就痛哭流涕地说自己患癌症了……其实,大可不必这么紧张。

CIN 是一种什么病呢? 它与子宫颈癌有什么关系? 下面给大家做一简单介绍,希望能给大家带来一些帮助。

根据病变的严重程度,子宫颈上皮内病变可分为低级别病变(CIN Ⅰ)、高级别病变(CIN Ⅱ、CIN Ⅲ)。临床观察发现,子宫颈上皮内病变有逆转、消退的可能性。病变级别越低,消退的可能性越高。而高级别子宫颈上皮内病变进展为子宫颈癌的风险显著增加,其中 CIN Ⅲ包括重度异型和原位癌,如果病变细胞突破了基底膜则为浸润癌。

研究显示,低级别病变(CIN Ⅰ)大部分可自然逆转和消退,其概率可以达到50%~60%,在 2 年内发展为高级别病变可能性仅为 10%;CIN Ⅱ略低,为 43%,而诊断为 CIN Ⅲ的自然消退概率就比较小,仅有 32% 的可能性。因此,临床上大多数的处理方法是 CIN Ⅰ建议观察,定期随访,如果随访过程中病变发展或者持续存在 2 年则进行治疗。而诊断为 CIN Ⅱ和 CIN Ⅲ需要及时治疗。

所以,子宫颈上皮内病变需要随访观察,根据不同病变程度进行相应处理,不一定都需要治疗。

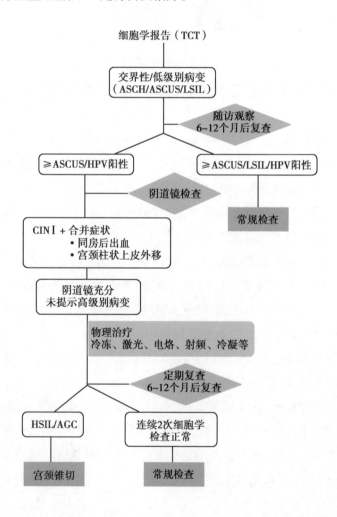

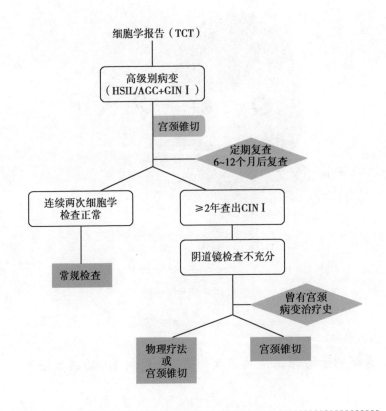

26. 高级别子宫颈上皮内病变的治疗与随访

我们已经了解到,子宫颈低级别病变(CIN Ⅰ)一般以随访观察为主,只有子宫颈高级别病变(CIN Ⅱ、CIN Ⅲ)才需要进一步处理和治疗。

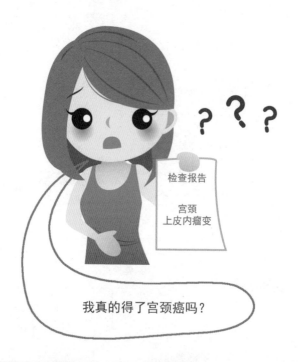

检查报告

宫颈
上皮内瘤变

我真的得了宫颈癌吗?

高级别子宫颈上皮内病变(CIN Ⅱ、CIN Ⅲ)治疗方法

对于高级别上皮内病变(CIN Ⅱ、CIN Ⅲ)通常采用子宫颈锥切术。

子宫颈锥切术包括冷刀锥切和子宫颈环形电切术(即 LEEP)。

通常所说的 LEEP 手术,就是进行子宫颈移行带环形电切除,LEEP 既可作为子宫颈病变的诊断方法,也可作为治疗的手段。目前认为,如果是 CIN Ⅱ,需要切除部分子宫颈进行诊断和治疗,LEEP 是最合适的方式,优点是损伤小,恢复快。

但如果是 CIN Ⅲ,则一般推荐冷刀子宫颈锥切,因为这种切除可以保证样本的面积和深度。如果是经子宫颈锥切确诊的

CIN Ⅲ 的妇科良性疾病，年龄较大，又无生育要求，合并其他手术指征时，也可以选择全子宫切除术。

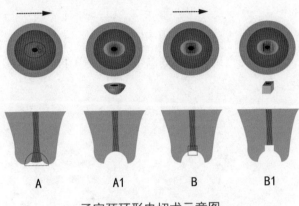

子宫颈环形电切术示意图

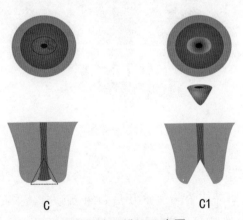

子宫颈冷刀锥切示意图

具体选择哪种锥切方式，取决于病变程度、年龄、阴道镜检查中转化区的情况及是否需要保留生育功能等因素进行综合考虑。一句话：选择最合适的，才是最好的！

治疗后随访复查很重要

治疗后千万不要觉得万事大吉，无论采取什么手术方式，术后均需要终生随访复查。因为子宫颈上皮内病变属于感染性疾病，该病患者属于 HPV 感染的高危人群，易于再次持续感染，故需要终生随访复查。

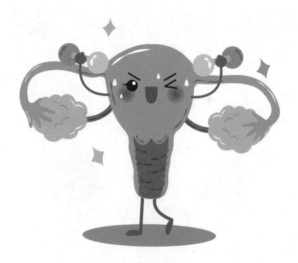

与宫颈癌抗争到底!

推荐在治疗后 12 个月和 24 个月时行子宫颈 TCT 和 HPV 联合筛查，如果均为阴性，3 年后再重新筛查。如筛查中任何一种结果出现异常，推荐用阴道镜检查同时子宫颈管取样；如所有筛查均阴性，即使年龄超过 65 岁，仍然需要规范复查至少 20 年。

切缘阳性(手术切除的边缘可见病变，或边缘与病变 <1mm) 或子宫颈管取样发现 CIN Ⅱ、CIN Ⅲ者，推荐在治疗后 4~6 个月

时进行细胞学检查和宫颈子宫颈管取样。另外可以选择重复诊断性锥切,若重复诊断性锥切不可行,及对年龄较大没有生育要求的妇女也可以选择子宫切除。

27. LEEP 或锥切术后想怀孕,你需要了解这些

如果被查出子宫颈高级别病变,一般医师会建议做子宫颈电环切除术(LEEP)或冷刀锥切(CKC),以切除病变区域。有资料指出:"由于锥切切除组织较大,术后可能会出现子宫颈机能不全、子宫颈管狭窄,一旦怀孕会增加围产儿死亡率、早产及低出生体重儿的风险。"这使得很多女性产生疑虑和恐惧:锥切之后还能不能同房、生宝宝了?

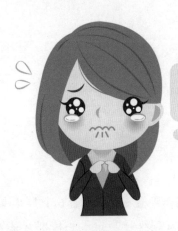

锥切之后还能不能同房、生宝宝了?

子宫颈创面愈合(术后 2~3 个月)才可以同房

需要注意的是,LEEP 或锥切术后 1~2 个月,子宫颈存在创口,且会出现不同程度的渗液、流血,此时应避免发生性生活。

一般来说,创面愈合的过程需要 1~2 个月,此时应保持创面干净、清洁,避免盆浴、游泳和重体力活动。如果出现多渗液或大量出血,需要及时就诊。

术后 3~6 个月才可以备孕

LEEP 或锥切是否影响怀孕?可以明确地回答:不影响怀孕。一般来讲,子宫颈手术治疗后完全可以怀孕,但需要让手术创面愈合恢复才能开始备孕。一般 LEEP 手术恢复需要 1~2 个月,术后 3 个月复查一般都可见子宫颈恢复其解剖构型。

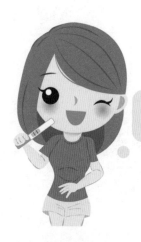

术后可以怀孕,需要
3~6个月的恢复期

但冷刀锥切的恢复时间需要长一些,术后 6 个月复查,当子宫颈解剖构型恢复,且子宫颈维持一定的长度时才能开始怀孕。

术后可以怀孕,但功能受影响

虽说手术不影响怀孕,但由于子宫颈被切除了部分组织,在功能上会受到影响。比如,若子宫颈切除过深,可能会造成子宫颈黏液减少,对精子获能(使精子具有真正的受精能力)和受孕有所影响。

另外,LEEP 手术也可能造成子宫颈管粘连、狭窄,影响精子通过和受孕。为了避免这种不良的情况出现,首先应避免手术切除过多子宫颈组织,术前排除子宫颈和阴道急性感染性疾病,术后应适当抗感染治疗,从而避免或减少子宫颈粘连、狭窄的可能。

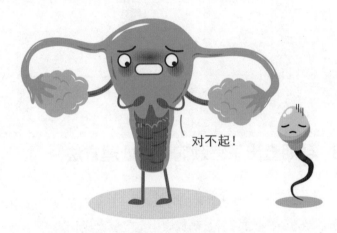

对不起!

子宫颈锥切对妊娠的影响表现为子宫颈机能不全,导致妊娠期发生早产或流产,增加围产儿死亡率、早产及低出生体重儿的风险。

子宫颈锥切术和 LEEP 手术相比,流产发生率分别为 26% 和 5.2%,早产发生率分别为 23.5% 和 5.5%,可见,LEEP 手术更为安全。有生育需求的女性,应首选 LEEP 手术。

上边提到的子宫颈机能不全,也叫作子宫颈内口不全或子宫颈内口松弛症,主要表现为早产及中晚期反复性流产,反复性流产发生率为 8%~15%。子宫颈机能不全的情况可以通过子宫颈环扎手术得到改善。

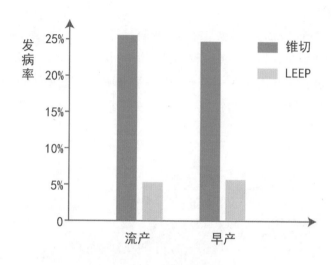

- -

28. 孕期查出子宫颈病变的处理方法

　　怀孕是女人一生最重要的时刻之一,在短短的 9 个月中,孕妈妈要经过一次次的产检,确保腹中宝宝健康成长。

　　但当孕期查出子宫颈病变时,出于母亲的本能,孕妈妈的第一反应往往并不是担心疾病会给自己的生命带来怎样的危机,而是担心宝宝是否能保住。

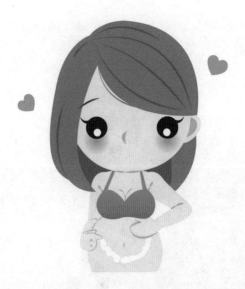

妊娠期被查出子宫颈癌或子宫颈病变的可能性有多大？

如果在怀孕之前没有进行过正规的子宫颈癌筛查，在初次产前检查时，孕妈都应接受子宫颈细胞学检查。孕期查出子宫颈病变，不要过于担心，这种担心也会影响胎儿的健康。

孕期子宫颈癌的发生率只有 1.2~1.5/10 万。越来越多的研究证实妊娠对子宫颈上皮内病变的预后无明显影响，不会加速子宫颈上皮内病变进展。只要没有诊断为子宫颈癌，就不需积极手术处理，在孕期应严密定期随访，产后 6 周进行复查，很多子宫颈病变可在产后有所恢复。

孕期发生子宫颈病变，应做哪些检查？

孕妈妈在面对每次子宫颈检查时都可能提心吊胆，如果被怀疑有子宫颈病变,别慌,先了解清楚基本的检查和结果意义再做抉择不迟。

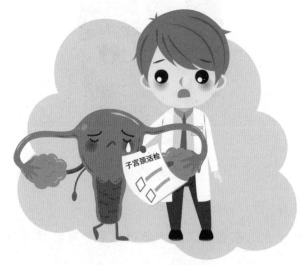

别怕，子宫颈没有感觉神经，不会痛！

妊娠期如需要做阴道镜检查及子宫颈活检,对孕妇是比较安全、可靠的诊断方法,阴道镜直视下行子宫颈活检可提高子宫颈上皮内病变的诊断准确率。

在妊娠期使用伤害较大的侵袭性检查需要谨慎。鉴于孕期子宫颈锥切术的许多并发症,在排除微浸润性和浸润性癌的前提下,可在整个孕期定期进行阴道镜和细胞学检查,观察病变的变化,如果没有进一步进展,可继续观察至产后;如发现可疑浸润癌(微小浸润性和浸润性癌)时可行子宫颈锥切术。如果患者希望继续妊娠,因孕早期做子宫颈锥切容易引起出血、感染和流产,可以在孕中期的 14~16 周进行。

可进行妊娠期子宫颈癌的影像学检查。

　　第一种是避免计算机断层(CT)扫描有助于确定淋巴结转移和肾盂积水。研究认为妊娠期可以进行 CT 扫描,胎儿接受照射剂量的风险不大,但仍应避免多次扫描,尤其是避免妊娠 2~15 周,此时胎儿对辐射最为敏感。

　　第二种是磁共振(MRI)扫描,对胎儿没有伤害,可以进行。

　　当确定妊娠期得了子宫颈癌,宝宝还能保住吗?

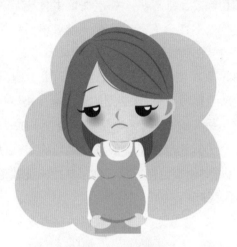

宝宝,妈妈爱你!

　　妊娠期子宫颈癌的处理主要取决于以下几个方面,即诊断时的孕周,肿瘤的分期、病理类型,孕妇的意愿(继续妊娠或放弃胎儿,以及未来的生育要求)。

　　当患者要求终止本次妊娠时:

　　(1) Ⅰ A1 期:如患者要求保留后续生育功能,应先行人工或药物流产(早孕期)、引产(中孕期),终止妊娠,待月经恢复后,可行治疗性子宫颈锥切术,根据术后病理结果再决定下一步治疗；如患者不要求保留生育功能，则直接行筋膜外全子宫切除术。

晚孕期患者要求保留生育功能，可先剖宫取胎，待产后再行子宫颈锥切术；如患者不要求保留生育功能，可以剖宫取胎后直接行筋膜外全子宫切除术。

（2）ⅠA2~ⅠB1 期：如患者要求保留后续生育功能，可先终止妊娠，待子宫复旧后再行根治性子宫颈切除联合功能重建术＋盆腔淋巴结切除术。如患者不要求保留生育功能，可先人工终止妊娠后再行根治性全子宫切除术＋盆腔淋巴结切除术，一般年龄 <45 岁的早期鳞癌患者都可保留卵巢。

（3）ⅠB2~ⅣA 期：当子宫颈癌发展到中晚期，对孕妇本身的生命威胁已经很明显时，该期别的患者应尽快治疗，已无法优先考虑保留后续生育功能，无论孕周早晚。ⅠB2~ⅡA 期可直接行根治性全子宫切除术＋盆腔淋巴结切除术，或外照射放疗使胚胎流产，再继续根治性放疗。如果放疗未能致流产，可终止妊娠后再继续放疗。

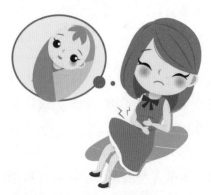

你都病成这样了，不要再考虑胎儿啦！

ⅡB 期及以上期别：该期别的患者已丧失手术机会，无论孕周早晚，均行外照射放疗使胚胎流产，再继续根治性放疗。如果放疗未能致流产，可终止妊娠后再继续放疗。

当患者强烈要求继续妊娠：

（1）ⅠA1 期：每间隔 6~8 周需复查阴道镜检查，以了解疾病有无进展。

（2）ⅠA2~ⅠB1 期：每 6~8 周行阴道镜检查及每 4 周行盆腔 MRI 检查，若结果异常，则应及时调整治疗方案。经过严密监护，在孕 32~33 周行羊水检查明确胎儿肺成熟后，行剖宫产术终止妊娠，同时行术中根治性子宫全切术＋盆腔淋巴结切除术。

（3）ⅠB2~ⅣA 期：如为孕早期，继续妊娠有较高的疾病进展或转移风险，须在严密监护下继续妊娠。如果疾病没有明显的进展，可在妊娠中晚期行新辅助化疗，明确胎儿肺成熟后，行剖宫产终止妊娠，同时行术中根治性子宫全切术＋盆腔淋巴结切除术，或在剖宫产后开始根治性同步放化疗。

ⅡB 期及以上期别：对于孕早中期的患者，常规建议立即终止妊娠，尽早积极治疗。如坚决要求继续妊娠，应严密监护，在妊娠中晚期行新辅助化疗，明确胎儿肺成熟后，先行剖宫产终止妊娠，再行根治性放疗。

29. 患了子宫颈癌，要综合考虑治疗方案

患了子宫颈癌，到底选择放射治疗还是手术治疗？选择怎样的治疗方法，一般需要根据病情轻重来决定。

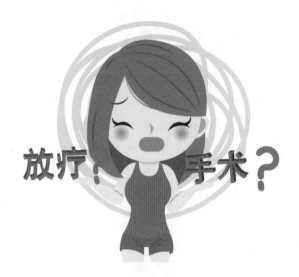

通常而言，早期子宫颈癌肿瘤可能被切除干净，优先考虑手术，晚期手术则无法手术治疗，或者无法切除干净。如果患者不适合手术，或者身体条件差，无法耐受手术，都可以选择放疗。

医师需要明确早期子宫颈癌的精细分期才能做出治疗方式的选择。在子宫颈癌的分期中，一般将ⅡA期以前归为早期，这些患者从手术获得的益处要大于从放疗获得的益处，而受到的伤害则比放疗少。

ⅠA1 期患者：

如果无生育要求，最恰当的治疗是连同子宫颈一起全部子宫切除（全子宫切除）；如果患者很年轻、没有生育，可以根据之前锥切的病理标本的边缘情况决定治疗方案。如果切除标本的边缘没有发现癌组织，也就是说明手术切除干净了，可以随诊观察，帮助患者尽快怀孕；如果边缘组织有可疑的癌，可以再次进行锥切。如果术后子宫颈细胞学涂片持续性异常，或存在HPV感染，建议在完成生育后切除子宫。

锥切是切除子宫颈的一种妇产科手术，其目的一是为了做病理检查，确诊子宫颈的病变；目的二是切除病变的一种治疗方法。

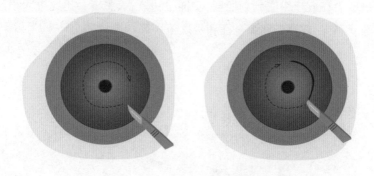

（冷刀锥切）切除组织

ⅠA2 期以后的患者：

经阴道广泛性子宫颈切除术加腹腔镜下淋巴结切除（或前哨淋巴结显影）用于ⅠA2期或ⅠB1期、病灶直径 ≤ 2厘米、需要保留生育功能的患者。经腹广泛性子宫颈切除术能切除更多的宫旁组织，适用于病灶直径2~4厘米的ⅠB1期患者。

如果患者无生育要求，应该进行范围更广泛的子宫切除，不仅要切除子宫和子宫颈，还要切除可能发生转移的子宫旁、阴道旁、紧邻子宫颈的上段阴道和盆腔淋巴结。后者是一种较大的妇科肿瘤手术，称为子宫颈癌根治术、根治性子宫切除术或者广泛性子宫切除术。

ⅡB期及以上的晚期病例通常不采用手术治疗。

放疗与手术后影响

放疗后的患者,阴道会缺乏弹性,性生活比较困难。同时卵巢也会在放疗中受到了照射,功能很快衰竭,患者会迅速进入绝经状态,出现更年期综合征和骨质疏松等。

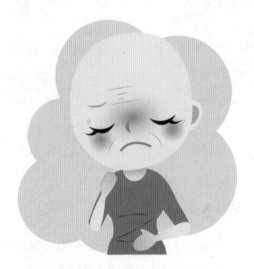

我还这么年轻,怎么变成这样了!

而手术能保留阴道功能和卵巢功能,对阴道功能的影响较小,手术中还会将留下来的卵巢人为地移出盆腔,悬吊到腹腔比较高的位置。手术后如果需要补充放疗,放射线对卵巢功能的影响就相对小很多。

30. 子宫颈癌放疗方式"内外"有别

如果子宫颈癌发展到了中晚期才被发现,由于错过了最佳治疗期,完全治愈是有困难的。不过不要灰心,目前,临床上对于晚期或复发转移的子宫颈癌患者,主要采取放疗的方式。积极配合治疗,能最大限度地延长生存期。

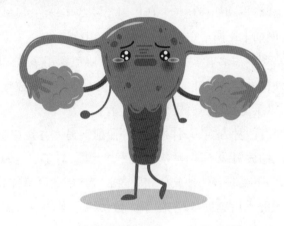

错过了最佳治疗时期,我还有救吗?

对于子宫颈癌患者来说,几乎所有人都可选用放疗,特别是一些合并症较多、手术风险大,或者术后需要辅助放疗的患者。而对于晚期子宫颈癌患者来说,如果不能选择手术治疗,仍然可以选择放疗,甚至对于最晚期——ⅣB 期的患者都可以。

放疗的适宜人群:

(1) ⅠA 期以手术为首选,不能手术者可放疗。

(2) ⅠB、ⅡA 期根治性手术术后或根治性放疗。

（3）对桶状子宫颈癌，最好先化疗再决定采用手术还是放疗。

（4）ⅡB~ⅣA期以放疗为主，增敏化疗可提高疗效。

（5）ⅣB期姑息治疗。

（6）放疗前有严重贫血者应纠正，有感染者要控制感染。

当然也有一些例外，主要的原因是放疗可以杀伤肿瘤，同时也会杀伤正常的细胞，所以会有一些不可避免的副作用，例如放射性肠炎、卵巢功能损伤等。所以对于一些年轻的、很早期的子宫颈癌，例如ⅠA期子宫颈癌，一般不选用放疗。

子宫颈癌患者在放疗期间，要注意避免食用辛辣刺激的食物。另外接受腔内放疗的患者应该坚持在放疗时和放疗后的阴道冲洗，以避免出现阴道狭窄和粘连。

放疗有两种方式，一种称为"外照射"，另一种是"内照射"。两者采用的放射线不同，适应证也不尽相同，对于子宫颈癌根治性放疗，一定要联合体外放疗和腔内放疗才能达到最佳效果；对于子宫颈癌术后辅助放疗，除了少数切缘不净的患者需要辅助腔内放疗之外，其他患者采用体外放疗即可。

"外照射"也就是用物理学方法（机器）产生放射线，就像手电筒一样照射癌灶（机体上发生癌变的部分）。

遗憾的是，射线需要透过皮肤、肠道或膀胱后才能到达病灶（机体上发生病变的部分），所以放疗会引起这些器官的并发症，导致放射性膀胱炎，出现血尿，或者放射性直肠炎，引起腹泻，严重者甚至可引起输尿管或肠道损伤，出现漏尿和漏粪的现象。

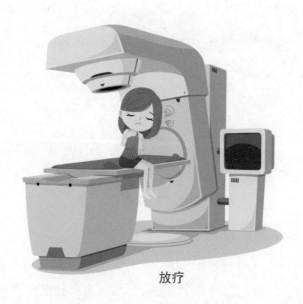

放疗

幸运的是,目前放疗的聚焦技术越来越先进,有的放疗机器可以从不同方向向病灶发射放射线,这些不同方向的射线强度不是很大,对所经过的肠管和膀胱的影响较小,但聚焦之后可对癌灶产生杀灭作用。

另外一种放疗称为"内照射",也称"近距离治疗",是将特殊的放射性物质放入到患者的阴道或子宫颈管中,射线在很近的距离发挥作用,对癌灶的作用更强。由于放射线随距离的增加而迅速衰减,对邻近器官的副作用弱。

此外,化疗也可作为手术或放疗的辅助治疗,以减轻患者痛苦、提高生活质量、延长存活时间。但由于是放化疗同时进行,对患者的身体素质要求高,一定要注意加强营养。

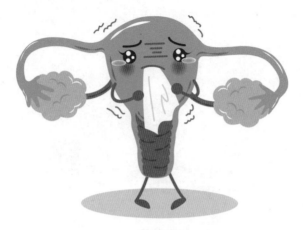

救救我！

但具体选择何种方式的放疗,需要由放射科医师决定,不要太过焦虑。保持良好的心态对治疗也会起到至关重要的作用。

31. 关于子宫颈癌治疗的误区

子宫颈癌并不可怕,如果及时发现、尽早治疗是有痊愈的可能的,但在手术治疗后,千万不能轻视。本节我们重点介绍一下关于子宫颈癌治疗的常见误区。

误区1:"手术了就可以完全治愈"

许多子宫颈癌患者过于相信手术的治疗效果,认为只要手术了,便可不再进行后续的治疗。其实,这种认识是错误的。肿瘤细胞可经淋巴和血液向全身转移。手术后并不代表就已治愈,仍有复发的可能,若手术切除不完全,更有转移扩散的可能。

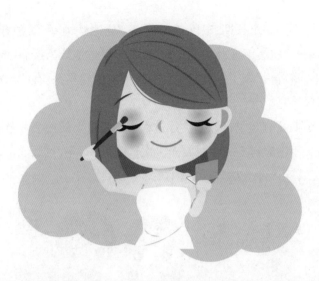

子宫颈癌的治疗是一个长期的、系统的过程，别因为害怕放、化疗的毒副作用而放弃后续治疗，应视具体情况选择合适的辅助治疗手段，可以选择进行全身性的治疗方式。

误区 2 ："治疗结束后就不用再复查了"

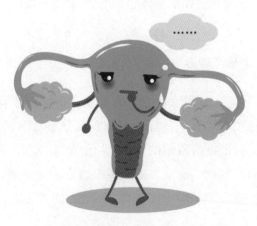

要坚持到底，不然前功尽弃

抗癌是一个长期、艰巨、复杂的系统工程。在手术、放疗、化疗结束,症状缓解或肿块消失后,也不能简单地认为疾病已经治愈、不需要再复查了。一旦肿瘤复发或发生转移,所有的治疗都将前功尽弃。

定期复查是子宫颈癌治疗过程中非常重要的一个环节。手术后 2 年内应每 3~4 个月复查 1 次;术后 3~5 年,可以 6 个月复查 1 次;第 6 年开始,可以每年复查 1 次。

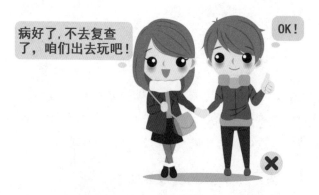

值得提醒的是,如果身体感到不适,要及时就医,不应等待复查时间。

误区 3:迷信"秘方""偏方"

随着早期诊断和治疗方法的进展及抗肿瘤药物的开发,子宫颈癌的治愈率越来越高,但仍有部分患者不相信科学的治疗方法,而是迷信所谓的"祖传"治癌"秘方""偏方"。不可否认,有些民间"偏方"对某些疾病有一定的辅助治疗作用,但也有些"不靠谱"的"偏方"不仅对疾病无效,甚至有一定毒性。

盲目迷信"秘方""偏方"和所谓的"治癌专家",不但浪费钱财,还会导致病情延误,错失最佳治疗时机。因此,患者一定要选择正规的医疗机构进行治疗,并选择国家批准生产的正规治疗药物。

误区 4：长期依赖保健品、营养品

目前市面上有各种各样的保健品,宣称可以"防癌、治癌、提高免疫力"等,其实作用有限。《保健食品管理办法》规定,保健食品指具有特定保健功能的食品,即适宜于特定人群食用,具有调节机体功能,不以治疗疾病为目的的食品。可见,营养品、保健品不是药品,不能代替正规药品起到治疗癌症的作用,保健品对子宫颈癌的治疗作用微乎其微。

然而,生活中有部分患者对一些宣称"包治百癌"的保健类食品深信不疑,长期服用,从而放弃正规治疗,这是极为危险的行为。只有选择正规医疗机构,接受正确的治疗方法,才能获得最好的治疗效果。

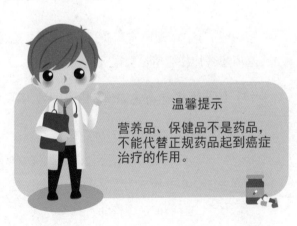

温馨提示

营养品、保健品不是药品,不能代替正规药品起到癌症治疗的作用。

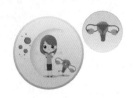

第五章
患了子宫颈癌,别忘心理调适

对于已被确诊为子宫颈癌的患者及其家属来说,一方面要积极寻求救治的方法,另一方面则应重塑生活的信心,与病魔顽强地斗争,并提高术后的生活质量,让抗癌之路洒满阳光。

32. 癌前病变莫惊慌,心理调适很重要

查出有子宫颈癌前病变,尽管并不是确诊为癌症,但患者往往心情也会很沉重。

对待子宫颈癌前病变,既不能畏惧也不能松懈

子宫颈癌前病变并不是癌,还没有到不可挽回的地步。但如果癌前病变没有得到积极、科学的治疗,就会进一步发展成为子宫颈癌。因此,建立治疗信心、有一个好的治疗态度非常重要。

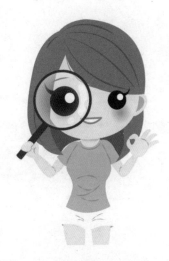

子宫颈癌前病变是指子宫颈上皮有了一定程度的病变,可能有癌变倾向,但又不能诊断为子宫颈癌,如果这种状态进展,就有可能转变为子宫颈癌。与子宫颈癌一样,子宫颈癌前病变也主要由高危型 HPV 持续感染导致,常发生在 25~35 岁的女性身上。

抓住时机,将癌魔消灭在癌前病变阶段

子宫颈癌的发生和发展有一个渐进的演变过程,时间可以从数年到数十年。这个演变的过程要经过几个阶段:轻度、中度和重度上皮内瘤样病变,早期浸润癌,浸润癌,我们将中度和重度上皮内瘤样病变、早期浸润癌称为癌前病变。在这么长的病变过程中,我们完全可以抓住机会,将癌变的风险消灭在癌前病变阶段。

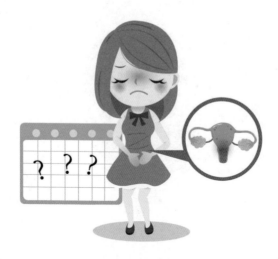

　　值得注意是，很多癌前病变的发生可能没有任何症状，需要在 25~64 岁之间定期进行子宫颈癌筛查，及早发现癌前病变。另外，要想抓住好的预防和治疗时机，还要留意疾病的信号。子宫颈癌前病变有时没有明显症状，有时仅有一些子宫颈炎的症状，如白带增多等，也有些人会有白带带血或性接触后少量阴道流血等表现。这些症状都可能是子宫颈癌前病变的征兆，一旦出现应及时检查。

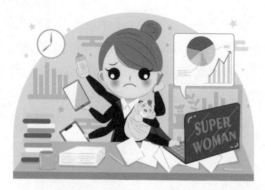

您看，我哪有时间做体检……

树立良好心态,需要多方共同努力

　　良好心态的建立,需要患者身边所有人的共同努力。在做好自我调适的同时,要积极寻找来自医师、家人和社会各方面的帮助。

　　首先要和战胜子宫颈癌前病变最亲密的战友——医师沟通交流,他们承担着患者重要的心理引导工作。医师会给出正确的医学信息,让患者充分认识疾病的可能进展状态,并引导患者科学地治疗疾病,以良好的心态来认识和接受这些信息。积极与医师沟通,并跟随医师的治疗步骤,积极配合和认真应对,做到心中有数,对稳定心态有极大的帮助。

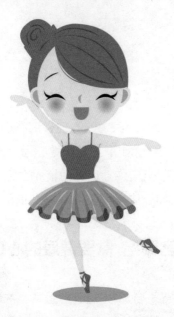

　　其次,患者需要有自我调节情绪的能力,包括选择一些适合自己的兴趣爱好来充实自己的精神生活,如体育锻炼、听音乐等。

这些都有助于培养开朗乐观的心态,并能帮助患者放松心情,有效地发泄负面情绪。另外,还可以与其他相关疾病患者沟通,此种互助性质的心理干预,可以给予患者互相支持和倾诉的渠道。

再次,来自家庭及社会的支持对患者保持积极心态也十分重要,最亲近的人莫过于爱人或父母、子女等亲属,他们给予的关心和支持,是患者战胜疾病的力量源泉。此外,医疗机构、卫生行政部门、其他社会组织的帮助也很重要,这些帮助会让患者感受到不是一个人在对抗疾病。

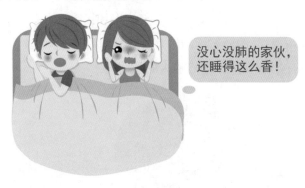

没心没肺的家伙,还睡得这么香!

最后,来自专业心理医师的心理咨询有助于患者疏解不良情绪,平静心情。因此,如果患者感觉心理负担较重,不妨去主动寻求他们的帮助,获得专业医师的辅导之后,保持相对轻松和乐观的心态,积极配合治疗,提高战胜疾病的信心。

33. 对抗子宫颈癌,需要健康的心理

一旦面对子宫颈癌,不少患者会感到非常恐惧。其实,子宫颈癌是一种治愈率较高的癌症,如果正确干预,完全可以健康到老。患者要做的就是积极面对它,全力打败它。

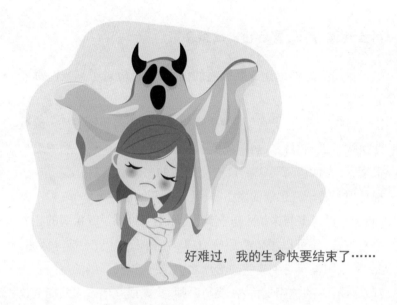

好难过，我的生命快要结束了……

抗癌，最怕四种心态

患上子宫颈癌，应远离哪些不好的心理状态呢？

第一，抑郁烦躁。一旦患者处于抑郁烦躁的状态中，身体的免疫系统也会相应地有所下降，免疫系统一旦有败退的趋势，就意味着癌细胞的领地在"扩张"。

第二，焦虑。焦虑让患者无所适从，没有办法集中精力打败癌症这个"敌人"，使得癌症得不到及时的干预与治疗。

第三，孤独。一旦患者的心理状态处于孤独的状态，就难免会觉得没有了与癌症抗争的动力和勇气。

第四，逃避。遇上癌症这么强大的"敌人"，再坚强的人也难免有退缩的时候，但是一味地退缩和放弃根本解决不了问题，反而会让病情更加糟糕。

树立抗癌信心，需打出"组合拳"

我们应怎样重建战胜疾病的信心，积极应对子宫颈癌带来的挑战呢？

首先，一旦与子宫颈癌"狭路相逢"，首先需要做的是正确对待疾病。正确对待疾病首先要了解这一疾病。了解疾病的途径很多，一方面患者可以通过查阅相关的书籍和资料，全方位、多视角地了解子宫颈癌的发生、发展和最新的治疗方法等；另一方面，患者可以多与医护人员交流，这样不仅可以了解疾病的相关应对方法，还可以缓解心理压力，减轻紧张、恐惧、压抑等情绪。此外，应积极参与到疾病的治疗之中，要认识到周围的每一个人都是强有力的抗癌支持者，要与医师、丈夫或其他亲人共同商议最佳的治疗方案。所有的家人们也应该支持和爱护患子宫颈癌患者，减轻她们的痛苦。

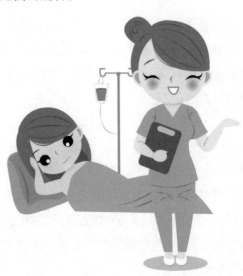

其次,在治疗中,患者可寻求医务人员的安慰和鼓励。在他们的帮助下,逐渐树立起对抗疾病的信心,保持乐观心态。

再次,要保持健康的生活方式。可能正是因为患者忽视了健康生活方式的重要性,才会让癌症有机可乘,所以应合理膳食、适当运动、保证睡眠,增强机体抵抗力。

最后,患者需要了解自己疾病的变化情况。认识到自己疾病的进展正处在哪一个治疗阶段非常重要,这有利于患者积极抗癌,增加对治疗的依从性。另外,即便是经过治疗有所好转而出院,也不要忘了坚持复查,这能最大限度地保证疗效及预后,提高生活质量。

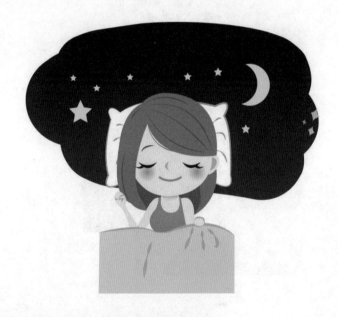

心理出现问题,别羞于看心理医师

有的患者可能出现严重的心理问题,如抑郁症等。从自身出发,无需回避内心的不适,可寻求专业的心理治疗师的帮助和支持,专业的治疗能帮助患者快速摆脱无谓的烦恼。有一些心理放松的方法,如认知疗法、肌肉放松训练、正念训练等,能很好地缓解心理压力。

　　另外,要与家人、医师保持沟通,要与他们多交流,多表达自己内心的想法。

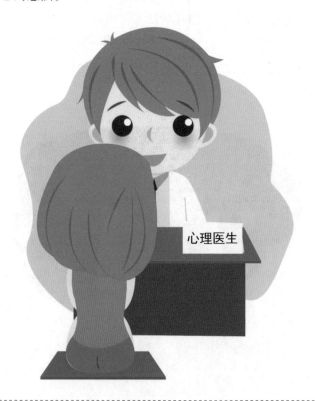

34. 患子宫颈癌，也能生育健康宝宝

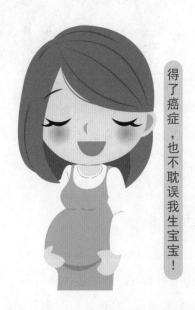

得了癌症，也不耽误我生宝宝！

随着子宫颈癌筛查的普及，癌症早期即被发现的患者也开始增多，年龄也趋于年轻化，她们大多渴望保留生育功能。但要告诉大家的是，子宫颈癌的治疗要根据肿瘤的分期进行，早期的子宫颈癌可以考虑保留生育功能的治疗。所以得了子宫颈癌千万不要灰心丧气，通过及时合理的治疗，也可以生育健康的宝宝。有以下几种方法向大家介绍：

子宫颈锥切术

这种手术仅仅是切除子宫颈的一部分，整个子宫不会受到连累，可以保存生育功能，帮助孕育健康宝宝。

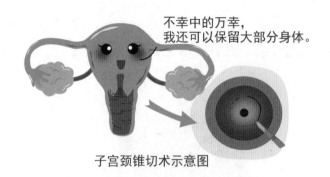

不幸中的万幸,
我还可以保留大部分身体。

子宫颈锥切术示意图

但子宫颈锥切术的实施是有条件的,必须有相应的手术指征:一个是患者所患子宫颈癌必须是 I 期子宫颈鳞癌;二是无淋巴血管间隙受累,也就是淋巴血管间隙没有受到癌症的影响,当然这些判断都需要医师给出。

子宫颈广泛性切除术

这种手术是切除绝大部分或者全部子宫颈和部分阴道组织。当然,实施这一手术也需要具备一定的条件:①患者有强烈的保留生育功能的愿望;②没有其他引起不孕的疾病;③ I A2 期或 I B1 期患者;④病变小于 2 厘米;⑤没有淋巴结转移;⑥没有血管及淋巴管浸润。

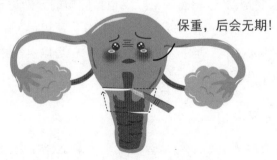

保重,后会无期!

子宫颈广泛性切除术示意图

一般来讲，这一手术要切掉 80%~100% 的子宫颈，此外，在子宫颈旁边 2 厘米左右的组织可能会发生转移，也需要切除，与子宫颈邻近的 2 厘米左右的阴道组织也可能会被切除。

然而，这一手术不仅使子宫颈癌得到了治疗，同时子宫得以保留，理论上就保留了生育功能。但这种手术对患者的选择性很强，能全部满足条件的患者才可以进行。

术后 6 个月就可以尝试怀孕

手术后如果恢复良好，就可以将生宝宝的大事提上日程了。但要给身体一个恢复期，一般手术后 6 个月才能开始尝试怀孕。如果自然受孕不成功，还可以采用辅助生殖技术。

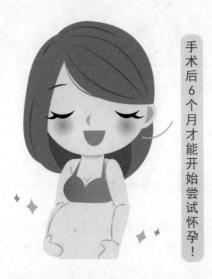

手术后 6 个月才能开始尝试怀孕！

还有一点需要注意的是，实施过手术的孕妈妈们，早产及流产的发生率还是比较高的，因此产检尤为重要。在孕 18~28 周时，需每 2 周检查 1 次，而分娩的方式一般也要选择剖宫产。

35. 没了子宫，你也不会快速变老

　　子宫是女性体内供后代居住的第一个"房间"，是生命的发源地。一旦子宫迫于无奈离开身体，想必大多数女性会很痛苦，痛苦的原因之一就是：没了子宫会快速变老。那么，没了子宫真的会马上变老吗？

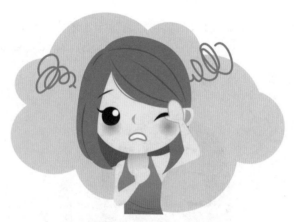

没了子宫真的会加速衰老吗？

对衰老有影响的是卵巢而非子宫

　　要想了解这一问题，我们先来了解一下女性生殖器各器官的功能。女性内生殖器包括阴道、子宫、输卵管、卵巢等。其中，子宫是孕育胎儿的场所，受精卵在这里着床，逐渐生长发育为成熟的胎儿。而卵巢是女性的性腺器官，其功能是排出卵子，分泌女性激素。女性激素维持女性性器官的发育与功能，同时也维持着女性的第二性征，如乳房隆起、皮下脂肪堆积、发

声尖细等。女子在青春期到绝经期,即 13 周岁左右开始到 49 周岁左右,每个月排出一个成熟的卵子。至绝经后,卵巢逐渐萎缩。

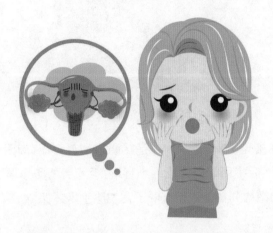

如果卵巢提前出现衰退,女性就会提早进入更年期,卵巢功能早衰(简称卵巢早衰)会使女性内分泌功能失调,钙流失加速,也就是我们所说的"变老"的系列症状。因此,决定女性是否衰老的是卵巢而不是子宫,女性曼妙的身材、清脆甜美的声音、光滑细嫩的皮肤等,都是卵巢分泌雌激素作用的结果。

有些子宫切除手术不影响卵巢功能

女性在子宫切除后是否会迅速变老,主要取决于切除子宫时是否同时切除卵巢。当卵巢功能衰退后,女性就进入更年期,月经也就停止了。因此,对于卵巢功能正常的妇女,如果切除子宫时不切除卵巢(无论是保留一侧或双侧卵巢),通常都不会加快更年期的到来。

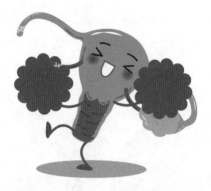

只要给我保留一侧，就不会迅速变老！

女性接受子宫切除术时，是从阴道的最顶端（即阴道穹窿）处切断，然后将顶端缝合成一个盲端，手术后的卵巢、阴道仍保留原来的结构和功能。而有的子宫切除手术还保留了子宫颈或者部分子宫颈。

保留卵巢的子宫切除术后，除了不再有月经之外，卵巢还会像手术前一样分泌激素，因此不会出现乳房萎缩、阴道干涩及潮热、出汗、烦躁等症状。但是如果切除子宫时不允许保留卵巢，则会很快出现更年期症状。

子宫颈癌治疗会损伤卵巢，但可补充激素

对于子宫颈癌患者来说，接受手术治疗和／或放疗、化疗后，患者的卵巢功能会受到损伤，有时可能会因为病情将卵巢一同切除，导致雌激素缺乏，此时常表现出卵巢功能衰退的表现，如烦躁、出汗、心悸、失眠、骨质疏松、泌尿生殖道萎缩及心脑系统疾病等。这时，可在妇科内分泌医师的指导下，适当补充雌激素来改善症状，并预防骨质疏松症等疾病的发生。

另外，还有一些女性会担心，切除子宫会不会男性化？当然

不会。男女的差别主要是性腺，也就是女性卵巢与男性睾丸的不同作用，与子宫并没有关系。

36. 子宫颈癌术后也可以保持性生活

性爱是正常的生理需要，也是增进夫妻感情的重要纽带，高质量的夫妻生活有助于身体健康、家庭和睦。但对于癌症患者来说，似乎更多的关注点是"疲于保命"，维持夫妻生活已经显得不那么重要，有些患者甚至觉得自己的余生都不能再享受性爱带来的快乐了。其实，这种担心完全不必要，子宫颈癌术后是可以享受性爱的，重要的是要保持一种积极健康的心态。

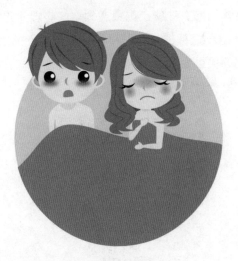

心理因素是影响性生活的主因

女性朋友一旦遭遇子宫颈癌，最为担心的就是疾病可能会进一步发展,由于承受着巨大的精神压力,大多没有心情考虑治疗以外的事情,先受到影响的就是夫妻生活了。子宫颈癌患者性功能障碍一方面是由于有心理负担,另一方面则是由于身体的不适影响到了正常的夫妻生活。这与正常人的性功能障碍有明显不同——心理障碍是影响子宫颈癌术后性生活质量的重要原因。

调查显示,心理因素比生理因素更能影响性生活质量。而且受传统文化的影响,我国的女性对性问题一直采取回避的态度,尤其女性生殖系统癌症所造成的精神负担,使患者忽视了自己与配偶的性需求,成为性功能障碍的重要因素之一。

焦虑、抑郁往往会伴随患癌女性

患子宫颈癌的女性朋友都会遇到哪些心理问题呢? 其主要心理问题有:焦虑、抑郁、压抑、愤怒、疲乏、对性的困惑和担心、担心与配偶的关系变化、担心疾病预后、缺乏社会支持等。这些心理问题使患者对性的欲望减少。

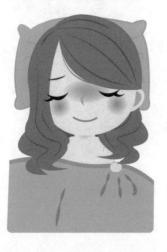

坚持早发现,科学治疗

　　患子宫颈癌后，有些女性需要进行子宫全切术，从此失去了女性特有的性别特征，很多患者会认为从此自己将不再是一个完整的女人，充满对丧失女性器官的内疚感；担心手术会影响日后性生活，对性生活感到压抑，担心丈夫不再爱自己；同时，癌症本身对患者造成的心理负担也会较为严重，怕癌症复发也使心理负担及精神压力增大。这些都会使女性进入抑郁、焦虑等心理疾病状态。

术后恢复性生活，夫妇双方的心态很重要

　　手术到底对子宫颈癌患者的性生活有多大影响？我们来看看子宫颈癌术后患者的身体变化情况：子宫全切除后会丧失子宫颈分泌物润滑作用，子宫颈癌手术后化疗、放疗可引起卵巢功能低下导致阴道干涩及性欲下降等症状，对性生活造成一定影响，但子宫全切术后的阴道长度与手术前基本相同，不会导致性交障碍。女性的性高潮可通过阴道和阴蒂两条途径获得，子宫切除后，阴道的结构和功能基本没有受影响，也没有影响阴蒂的结构和功能，所以达到高潮的途径并没有受影响。

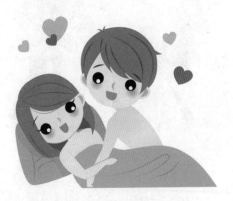

切除子宫也不会影响性生活

只要存在卵巢,就会有雌激素的合成和分泌,阴道壁和前庭大腺在这些激素的刺激下,仍然会分泌起润滑作用的液体。

女性患者自己,首先应该正确认识疾病状态,了解患病和手术对女性器官及性功能的影响,放松心态,解除心理顾虑,发现问题时应寻求妇科医师和心理医师帮助。同时,应多与丈夫沟通,相互关心,调适好术后的性生活状态。

作为子宫颈癌患者的丈夫,也应该调整好自己的心态,给妻子足够的理解和支持,与妻子一起同心协力战胜疾病。

另外,丈夫还应对子宫颈癌有正确的认识,避免因一些误解而影响与妻子的情感沟通。癌症不是传染病,性生活不会把癌症传给对方,适当的性生活可以改善生活质量。

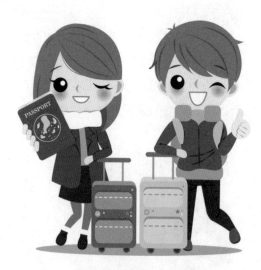

带你环球旅游, 放松心情

需要注意的是,对于已经出现心理障碍的术后患者,需要通过心理干预来帮助她们改善情绪、提高生活质量,同时可以增强其战胜疾病的信心。

----

37. 子宫颈癌术后可能需要补充雌激素

根据病情，子宫颈癌手术可能会同时切除卵巢，即使保留了卵巢但可能需要放、化疗等后续治疗，可能会导致卵巢衰竭甚至卵巢功能丧失，使体内雌激素水平快速下降。

雌激素缺乏会出现更年期综合征、子宫萎缩、外阴萎缩、阴道萎缩、盆腔内脏下垂、乳房萎缩、皮肤变化、冠心病、骨质疏松、牙齿脱落、结肠肿瘤等病症。

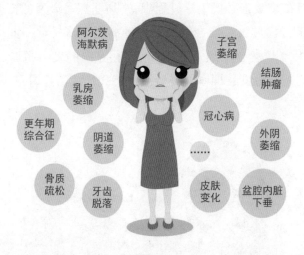

国内外诸多研究显示，雌激素替代治疗方法的应用，对子宫颈癌术后卵巢功能丧失患者具有显著疗效。

雌激素替代能改善卵巢功能丧失者身体功能

雌激素替代治疗，是针对女性朋友受卵巢功能衰退、丧失及性激素分泌不足等原因造成的健康问题而进行的一种治疗措施，主要指针对卵巢功能衰退及丧失的妇女，在有适用的症状以及无不能使用的情况的基础上，根据个人身体情况给予低剂量的雌激素等药物治疗。

欧洲癌症研究与治疗组织的研究发现，雌激素替代治疗能够较好地改善子宫颈癌术后卵巢功能丧失者的身体功能，使不适症状得以缓解，且可有效改善神经功能紊乱症状，促进患者生存质量的提升。

把握好雌激素使用量至关重要

但在雌激素替代治疗过程中，必须注意雌激素的摄入量，雌激素替代过量可能会导致患者肿瘤复发或转移。此外，长期使用雌激素会增加子宫内膜癌、乳腺癌的发生危险，这也是相当一部分女性朋友接受雌激素替代疗法治疗时最关心的问题。

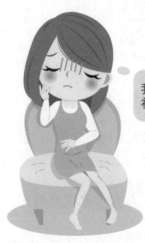

我子宫切除了，还需要补充雌激素吗？

由于每个人的身体情况不一样,建议在使用雌激素前,先去医院进行全面的健康检查,然后再遵医嘱来补充雌激素。一般来说,对于卵巢早衰的激素治疗原则是:用能够缓解症状的最小剂量,维持患者体内激素的基本需求水平。这样既可以达到缓解症状的目的,也可以维持身体健康。

不同情况选用不同吸收途径的雌激素

在使用雌激素的过程中,难免会出现一些不良反应。雌激素的药物不良反应与给药方式有一定的关系,口服雌激素更容易出现消化道的反应,恶心、呕吐为常见不良反应,一般在服药初期较明显,用药1~2周后逐渐减轻,甚至消失。

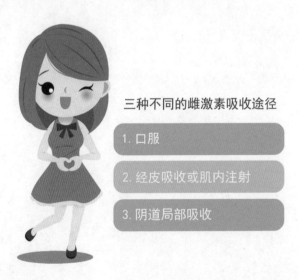

三种不同的雌激素吸收途径

1. 口服

2. 经皮吸收或肌内注射

3. 阴道局部吸收

口服雌激素摄入后,首先会进入肝脏,雌激素在肝脏进行代谢,增加了肝脏的负担,使肝功能受损或肝脏负荷已达极限的患者出现药物性肝脏损害,并且雌激素在肝脏的代谢可能会影响凝血与抗凝系统的平衡，从而增加血栓形成的风险。

经皮吸收（皮贴、霜剂）或肌内注射可减少肝脏代谢负荷，剂量一般也较口服剂量低，更适合长期应用。对于有高血压、肝胆疾病、肝功异常、偏头痛、高甘油三酯血症、血栓或高血压趋势，以及有胃肠疾病不能很好吸收或不宜口服给药者，则可以考虑经皮吸收的雌激素。

而对年龄大、以泌尿生殖道萎缩症状为主的患者，则经阴道局部吸收的雌激素效果更佳。

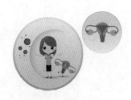

第六章
女性其他常见疾病

女性常见恶性肿瘤除子宫颈癌之外,还有乳腺癌、子宫内膜癌、卵巢癌等。全球范围内,这些妇科相关肿瘤占女性癌症发病人数的 40%,占死亡人数的 28%,我国女性发病人数和死亡人数还呈逐年上升趋势。因此,作为新时代女性,除了子宫颈癌外,还要了解其他女性特有恶性肿瘤的特点,了解其危险因素和发病症状,做好早防、早查、早治,保护身体健康。

38. 子宫颈"糜烂"不一定是病

子宫颈糜烂曾经是一个困扰了很多女性的疾病,有性生活的女性做体检,几乎有 90% 会被诊断为子宫颈糜烂。很多人认为子宫颈糜烂是妇科病,需要治疗,甚至谈"糜烂"色变,这种看法是错误。其实"子宫颈糜烂"没有那么可怕,随着医学的发展已经发现了子宫颈糜烂并不是病,大多数"糜烂"是女性正常的生理性改变。

因为看着像糜烂，所以才叫"糜烂"

子宫颈部位的上皮有两种，即鳞状上皮和柱状上皮。鳞状上皮位于子宫颈的外侧，呈复层排列，对子宫颈的保护更厚实，使子宫颈看起来粉粉嫩嫩、光滑润泽、弹性十足。而柱状上皮部分位于子宫颈的内侧，呈单层排列，上皮下方的血管容易看得见，因此看起来很像充血、糜烂。

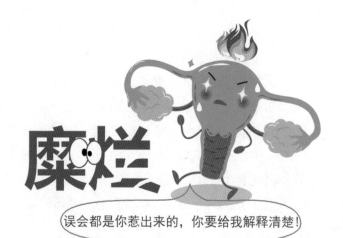

误会都是你惹出来的，你要给我解释清楚！

子宫颈糜烂并不是子宫颈溃烂，而是青春期以后，体内雌激素升高，子宫颈的柱状上皮就会向子宫颈外口移动，使子宫颈看起来鲜红、充血，就像糜烂的样子，因此而得名。当体内雌激素降低时，柱状上皮又缩回到子宫颈管里，子宫颈再恢复到之前的状态，"糜烂"又消失了。

其实，除了青春期外，妊娠、口服避孕药，受卵巢激素、阴道酸性环境等因素影响，都会让子宫颈管内柱状上皮外移，呈现出看似糜烂的样子。

子宫颈糜烂是正常生理变化

由此可见，子宫颈糜烂并不是真正的溃烂，而是子宫颈柱状上皮的正常移动。

由于"子宫颈糜烂"这个词表述不严谨、不准确，而且容易引起人们的恐慌，所以早自 2008 年起，由人民卫生出版社出版的国家卫生和计划生育委员会"十二五"规划教材《妇产科学》(第 7 版)就废除了"子宫颈糜烂"这一称谓，取而代之的是"子宫颈柱状上皮异位"这一严谨、准确的称谓。

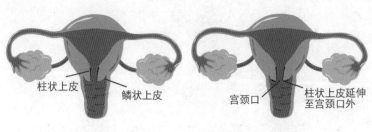

柱状上皮　　鳞状上皮　　　　　宫颈口　　柱状上皮延伸
　　　　　　　　　　　　　　　　　　　　　至宫颈口外

正常的宫颈　　　　　　　　　宫颈外翻

如果只是单纯的子宫颈柱状上皮异位，不伴有任何症状，子宫颈细胞学检查是正常的，则不必治疗。如果是子宫颈柱状上皮异位伴有白带增多、有异味、同房后出血等症状，细胞学检查无异常时，可以选择局部用药或者选择物理治疗。即便出现这些症状，也不要盲目听信非正规途径信息的危言耸听，从而盲目接受各种各样如微波、激光等手术，而是应选择正规的医院进行诊治。

子宫颈出现这些情况要注意

子宫颈柱状上皮异位本身不是病，但有些病会表现为子宫颈柱状上皮异位。我们平时做阴道镜检查,并不是为了监视子宫颈柱状上皮异位,而是为了监视子宫颈癌及癌前病变。

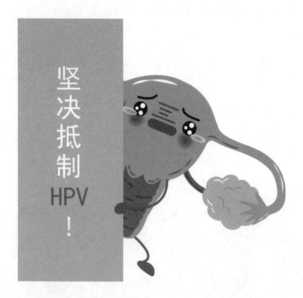

HPV 感染是子宫颈癌的元凶。对子宫颈柱状上皮异位伴高危型 HPV 感染的患者,要进行子宫颈细胞学检查和必要的阴道镜检查,无异常者给予随诊或在医师指导下应用药物治疗,但要注意定期复查。

如果子宫颈柱状上皮异位的女性经细胞学检查以及阴道镜和活组织病理检查诊断为子宫颈上皮内瘤变 Ⅱ 或 Ⅲ(CIN Ⅱ / Ⅲ)时,这就提示为子宫颈癌前病变。但是,我们无需恐慌,由 CIN 发展为子宫颈癌有一个过程,一般需要 5~10 年的时间,我们要遵照医嘱,规范地复查和诊治,可以控制病变进一步发展,预防子宫颈癌发生的。

39. 了解急性与慢性子宫颈炎

　　子宫颈为什么会发炎？这是因为,在阴道中长期驻扎着一支"部队"——阴道菌群,当这支"部队"出现"内讧"或"哗变"——阴道菌群失衡,或者有"敌人"入侵且寡不敌众——外来病菌感染的时候,就有可能引发子宫颈炎。子宫颈炎也分急性和慢性。

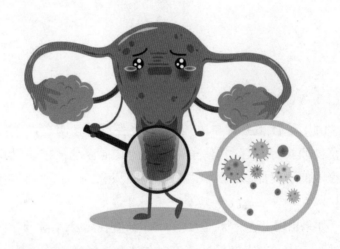

急性子宫颈炎

　　急性子宫颈炎较慢性子宫颈炎少见,多发生于产褥感染或感染性流产之后。阴道滴虫、假丝酵母菌(俗称霉菌)及淋病奈瑟球菌感染常同时伴有急性子宫颈炎。白带增多是急性子宫颈炎最常见的、有时甚至是唯一的症状,常呈脓性。

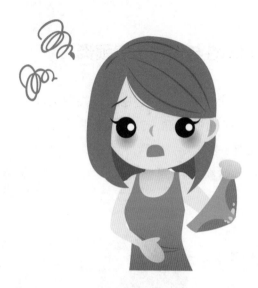

白带怎么会这么多?

由于子宫颈炎常与尿道炎、膀胱炎或急性阴道炎、急性子宫内膜炎等并存,常使子宫颈炎的其他症状被掩盖,如不同程度的下腹部、腰骶部坠痛及尿频、尿急、尿痛等膀胱刺激症状。

如果出现上述症状,需要及时就诊,查找病因,对症治疗,必要时还应对性伴侣同时进行相应的检查和治疗。

慢性子宫颈炎

慢性子宫颈炎的发病机制还不是很清楚,多数人认为急性炎症治疗不当,会迁延为慢性炎症,包括子宫颈息肉、子宫颈管黏膜炎和子宫颈肥大等。

(1)子宫颈息肉:炎症长期刺激使子宫颈管局部黏膜增生,并逐渐从基底部向子宫颈外口凸出而形成息肉。息肉可单发,也可多发,大小不等,直径多在 1 厘米以下,较大的息肉可能伴随一些症状,较小的可无症状。发现子宫颈息肉不要有思想顾虑,到医院做个息肉摘除就可以了。虽然子宫颈息肉恶变的可能性很小,不到 1%,但摘除的子宫颈息肉标本还是应该送病理检查,明确病理性质,以避免漏诊。

(2)子宫颈管黏膜炎:可能与多次子宫颈管的操作有关。对于子宫颈管黏膜炎,如果在子宫颈管的组织内培养出病原体,比如沙眼衣原体、淋病奈瑟球菌等,需要给予相应治疗。如果没有培养出病原体,并且没有症状,则无需治疗。

(3)子宫颈肥大:慢性炎症的长期刺激导致腺体及间质增生,显得子宫颈外观肥大。子宫颈肥大一般无需治疗。

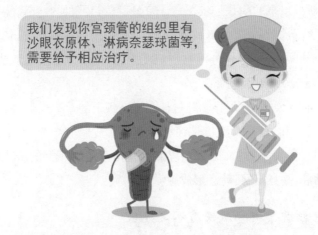

40. 大部分子宫颈腺囊肿不必处理

很多女性朋友在妇科检查或者 B 超时会发现自己被诊断为"子宫颈腺囊肿",从而惶惶不可终日。子宫颈上长囊肿了,是不是得了妇科病？是不是得了子宫颈癌？会不会很严重？答案是得了子宫颈腺囊肿不严重，大部分子宫颈腺囊肿也不必处理。

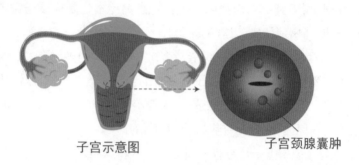

子宫示意图　　　　　　　　　　子宫颈腺囊肿

子宫颈腺囊肿是在子宫颈柱状上皮异位愈合恢复的过程中，新长出来的鳞状上皮覆盖子宫颈腺管口或伸入腺管，将腺管口阻塞；腺管周围的结缔组织增生或瘢痕形成压迫腺管，使腺管变窄甚至阻塞，腺体分泌物引流受阻，从而形成子宫颈腺囊肿，又称子宫颈纳氏囊肿。

有人说，子宫颈腺囊肿是长在子宫颈上的"青春痘"，二者确实有相似之处。青春痘是油脂阻塞毛囊皮脂腺导管，在细菌的作用下发炎感染；而子宫颈腺囊肿是由于子宫颈上的腺体能分泌黏液，一旦堵塞，就会形成腺囊肿。

子宫颈腺囊肿一般没有不适症状

囊肿一般小而分散，可凸出于子宫颈表面。小的像小米粒那么大，大的像玉米粒那么大，呈青白色，可能伴有糜烂，但也常见于表面光滑的子宫颈。子宫颈腺囊肿表面光滑，可以单发，也可以多发。

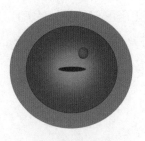
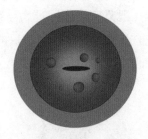

子宫颈腺囊肿(单发)　　　　　子宫颈腺囊肿(多发)

很多女性如果不是因为做体检，可能根本意识不到子宫颈腺囊肿的存在。

除特殊情况外，一般能不治自愈

子宫颈腺囊肿一般不用治疗，不久就会自己消失，当然以后也可能有新的腺囊肿长出来。子宫颈腺囊肿无非反映了子宫颈的某个腺体发生了堵塞而已，是子宫颈的一种生理性表现。所以请广大女性朋友放心，子宫颈腺囊肿对身体基本没有危害，它既不会造成子宫颈的癌变，也不会引起不孕。

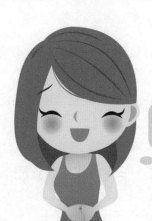

终于放心了，子宫颈腺囊肿一般能不治自愈！

一般只有当囊肿过大导致出现阴道异物感或疼痛时，才需要把它切除。对于不易消退的囊肿，一般需要先将其刺破，之后再用激光、冷冻等方法将其"烧掉"。

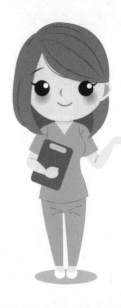

温馨提示：预防子宫颈腺囊肿有些事项一定要注意哦！

预防子宫颈腺囊肿，应做到这几点

（1）平时应注意卫生，用清水清洗外阴，正常情况下不要冲洗阴道，保持阴道自洁功能。

（2）平时房事有度，注意性卫生，配偶要注意清除阴茎的包皮垢。

（3）如果没有生育计划，应采取避孕措施，避免多次人工流产对子宫颈的机械性损伤。同时妇科手术操作要严格无菌，防止医源性的感染、损伤。

（4）避免分娩时损伤子宫颈，如发现子宫颈裂伤应及时缝合,并使用抗生素。

(5)注意经期、流产期及产褥期卫生,经期、产后应严禁性交、盆浴,避免致病菌乘虚而入。

(6)在治疗子宫颈炎的过程中应禁止性生活;经期应停止局部用药;治疗期间要忌食辛辣、油腻食品。

(7)定期做妇科检查,发现子宫颈炎症时予以积极治疗。

(8)注意锻炼身体,适当注意膳食营养,保障身心健康。

---

41. 子宫肌瘤不一定都需要治疗

常有一些女性因月经不调、经期延长或无规律的阴道出血,前往医院检查后,被诊断为子宫肌瘤。还有一些女性平时没有任何症状,却在体检时发现长了子宫肌瘤。当看到体检报告时,大家都会非常焦虑,不知所措。

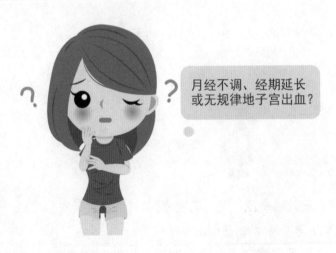

何为子宫肌瘤?

其实,子宫肌瘤是妇科最常见的一种良性肿瘤,常见于育龄期女性。据统计,至少有 20% 的育龄妇女患有子宫肌瘤,大多数子宫肌瘤没有或少有临床症状,因此,临床报道的发病率远低于子宫肌瘤真实的发病率。

子宫肌瘤主要是由子宫平滑肌细胞增生而成,其间有少量纤维结缔组织。子宫肌瘤可以只长一个(单发性子宫肌瘤),也可以长十几个、几十个甚至上百个(多发性子宫肌瘤)。

无症状的小的子宫肌瘤一般不需要治疗,特别是围绝经期女性,绝经后子宫肌瘤多可逐渐萎缩甚至消失。

子宫肌瘤按照生长部位不同,分为肌壁间肌瘤、浆膜下肌瘤和黏膜下肌瘤。

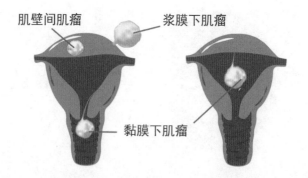

肌壁间肌瘤位于子宫肌壁之间,周围均被子宫平滑肌层包围,发生率最高,约占肌瘤的 60%~70%。

浆膜下肌瘤向子宫表面生长并凸出,发生率约占肌瘤的 20%。

黏膜下子宫肌瘤主要向宫腔方向生长,表面由子宫内膜覆盖,发生率约占肌瘤的 10%~15%。黏膜下肌瘤易形成蒂,在宫腔内生长,犹如异物,会引起子宫收缩,肌瘤可被挤出子宫颈外口而凸入阴道。

子宫肌瘤会恶变吗?

子宫肌瘤的发展比较缓慢,恶变率很低,约为 0.5%。因此,长了子宫肌瘤,无需恐慌。

但是,不可怕不等于听之任之,患了子宫肌瘤应定期复查。如果出现以下情况,就需要考虑治疗:

(1)单个肌瘤直径超过 5 厘米。

(2)尽管肌瘤不大,但由于位置不佳,引起症状者:肌瘤长在子宫下段和子宫颈(子宫颈肌瘤),引起尿频、尿急或者排尿困难者;肌瘤压迫直肠引起便秘或腹泻者;肌瘤长在黏膜下,引起大量出血,或长期月经过多、经期过长以致贫血者。

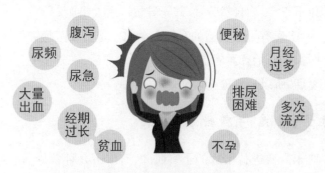

子宫肌瘤病变引起的症状

(3)多次流产或者不孕,而其他检查均正常,怀疑子宫肌瘤为主要原因者。

(4)有提示子宫肌瘤恶变的征兆：短期内子宫肌瘤突然迅速增大；超声检查提示肌瘤血运极其丰富；绝经后子宫肌瘤不缩小反而增大等。

子宫肌瘤影响怀孕吗？

由于子宫肌瘤是一种雌激素依赖性肿瘤，与生育年龄妇女相伴而生，因此它与怀孕生子之间的关系复杂。子宫肌瘤对受孕及妊娠结局的影响与肌瘤的生长部位、数目及大小有关。

体积较大或数目较多的子宫肌瘤，可引起子宫体及宫腔形态改变，可能会妨碍受精卵着床及胚胎的生长发育，可引起不孕或怀孕后流产。

黏膜下肌瘤可影响子宫内膜的状态，从而阻碍孕囊着床或影响精子进入宫腔，可能会引起不孕或流产。

到了孕晚期，有的孕妇还会因为肌瘤过大或者位置较低，造成胎位不正，影响自然分娩，甚至导致产后大出血。

因此，患有子宫肌瘤的女性在孕前一定要找医师进行评估，必要时需先行治疗再考虑备孕。手术治疗后，需要 3 个月 ~2 年的恢复期，所以最好提前做准备。

对于子宫肌瘤，有哪些治疗手段？

对于需要进行治疗的子宫肌瘤，有以下几种常见的治疗方法，究竟采用何种方式，还需根据患者的肌瘤类型、年龄、生育需求、既往手术史、对美观的需求等方面来进行综合选择：

(1)药物治疗：作为一种与激素密切相关的肿瘤，其治疗药物主要以抗雌激素类制剂为主，如促性腺激素释放激素激动剂

（GnRH-a）、米非司酮等。

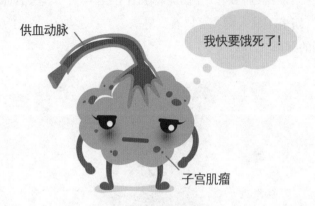

供血动脉

我快要饿死了！

子宫肌瘤

（2）介入治疗：主要术式为子宫动脉栓塞术，已在临床应用多年，通过栓塞阻断肌瘤的供血，使瘤体发生缺血性改变而逐渐萎缩，甚至完全消失，达到"饿死"肌瘤的目的。

（3）非侵入性治疗：方法主要有海扶刀、射频消融、微波消融、磁共振引导下聚焦超声等，主要的治疗原理是通过各种物理的方法使肌瘤组织坏死，最终被吸收或排出。

（4）手术治疗：手术方式分为肌瘤剔除术、子宫次全切除术（仅切除子宫体，保留子宫颈）、子宫全切除术（宫体与子宫颈一同切除）。

42. 发现乳房肿块先不必紧张

乳房也是女性特有的一个器官。乳房是由脂肪组织、小叶、乳腺导管以及其他一些组织组成。脂肪塑造乳房的大小和形状；每一个乳腺小叶像是一棵埋在脂肪中的"树"，树梢的"叶子"就是乳腺的腺泡,妇女分娩后这里会产生乳汁;每一个乳腺小叶都有一根输乳管,它们能将乳汁排至乳头。乳头表面高低不平,如果用放大镜看可以看到乳头上有许多细孔,它们就是输乳管的开口。

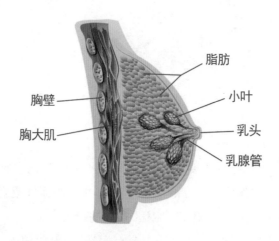

有哺育任务时,乳房可以给新生后代提供口粮。无哺育任务时,乳房是展现女人韵味的器官之一。

乳房内出现肿块的病因很多,发现乳房肿块先不必紧张,绝大部分乳房肿块属于良性病变,最常见的有乳腺增生、乳房纤维腺瘤、乳管内乳头状瘤及乳房结核等。

乳腺增生

乳腺增生多发生于 40 岁左右的女性,主要以乳房肿块为临床表现。肿块常为双侧,多与周围乳腺组织没有清楚的界限,但不与皮肤及筋膜粘连,囊肿小者质地较硬,囊肿较大者,则质地较软,可有波动感。乳腺增生者乳房胀痛的程度不一,多数乳房疼痛程度与月经周期有密切的关系,多在月经前症状明显,月经后消退,这种情况多为正常的生理现象。

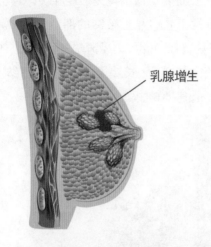

乳腺增生

乳腺增生既不是肿瘤,也不是炎症。乳腺增生引起的肿块往往生长缓慢,部分患者可见乳头溢液,但乳头无内陷及偏斜现象,癌变率约为3%。为进一步明确诊断,可进行乳腺X线摄片检查或细针穿刺活组织病理检查,以排除恶性疾病。

一般认为,乳腺增生的发生多由于卵巢功能失调、雌激素相对增高所致。此外,乳腺增生往往与劳累、生活不规律、精神紧张、压力过重有关。舒缓生活和工作压力,消除烦恼,心情舒畅,乳腺增生的症状可以得到缓解。如需要治疗,可首选活血化瘀保守治疗和对症止痛治疗;对年龄 >40 岁、病变范围局限于乳房的一部分,特别是药物治疗不满意者,也可考虑行乳腺小叶切除术。

乳房纤维腺瘤

乳房纤维腺瘤是最常见的乳房良性肿瘤,常见于 20~30 岁的青年女性,一般认为与卵巢功能旺盛、乳房局部受雌激素过度刺激有关。其特点是乳房内出现无痛性肿块,多数为单侧,少数可为多发性,多发于乳房靠近腋窝的部位,大小常为 2 厘米左右,肿块质地坚韧、表面光滑、边界清楚、活动好,与皮肤无粘连,肿块表面皮肤色泽正常,生长缓慢,腋窝的淋巴结不肿大,在妊娠期或哺乳期增长速度较快。

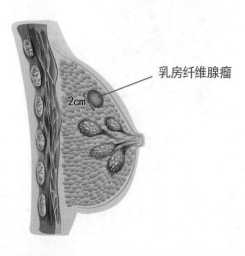

乳房纤维腺瘤

2cm

乳房纤维腺瘤尚无确切的保守治疗方法,专科医师的建议以手术切除为宜。手术范围只需完整切除肿块或一叶乳腺。一般而言,肿块切除后即可获得治愈,但少数患者术后可于同侧或对侧乳房内再长出同样的肿瘤。如果多次反复发作,应考虑进行乳房切除,以免发生恶变。当然,有条件者,在切除乳腺的同时可进行修复整形,以保持女性的美和自信。

乳管内乳头状瘤

乳管内乳头状瘤多见于 40~50 岁已生育过的女性,其特点是乳头有时溢出血性液体,无疼痛,但肿块不易摸到。75%的病例发生在大乳管近乳头的壶腹部,瘤体很小,带蒂而有绒毛,且有很多壁薄的血管,故易出血。发生于中小乳管的乳头状瘤常位于乳房周围区域。

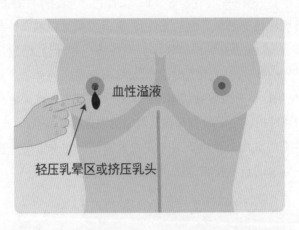

乳头状瘤小而软,临床检查时常不易触及,有时则可在乳晕下方触及小结节,无皮肤粘连。轻压乳晕区或挤压乳头时,有血性液体排出,可以帮助定位。导管内乳头状瘤大多属良性,但6%~8%的病例有发生恶变的可能。

乳房结核

乳房结核又称结核性乳房炎,是乳房的一种慢性特殊性感染,发病率较低。乳房结核常见于哺乳期女性,有原发性和继发性两种。前者多因乳房皮肤破损致感染,后者常继发于胸部结核病变,或由其他器官结核继发而来。所以临床在治疗乳房局部病变时,亦应进行全身抗结核治疗。

43. 乳房自我检查

　　乳房肿块是女性的常见疾病,虽然大多数情况下是良性的,但"红颜第一杀手"的乳腺癌,却是女性最常见的恶性肿瘤。

　　乳腺癌是起源于乳腺的恶性肿瘤,其发病率位列女性恶性肿瘤之首,严重威胁女性的健康。虽然形势严峻,但乳腺癌是目前预后最好的癌症之一,整体能达到大约 70% 的治愈率。乳腺癌早发现、早治疗是有效提高治愈率的关键。早期发现乳腺癌的手段包括去医疗机构定期检查和在日常生活中进行乳房自检。

　　定期的乳房自我检查对于发现乳腺疾病非常重要。现在介绍一下乳房的自我检查方法,在家就可以做。

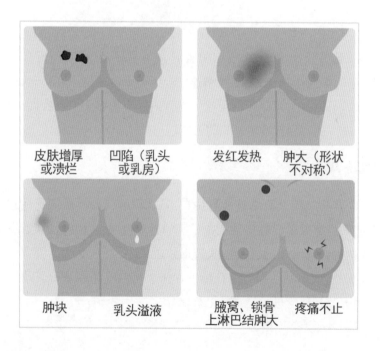

皮肤增厚
或溃烂 | 凹陷（乳头
或乳房） | 发红发热 | 肿大（形状
不对称）

肿块 | 乳头溢液 | 腋窝、锁骨
上淋巴结肿大 | 疼痛不止

乳腺自我检查法

　　由于月经前或月经期乳腺组织充血、增厚影响检查结果，所以乳房的自我检查最好在月经干净之后进行。

　　乳腺自我检查包括外观和触摸检查，一般将乳房分为4个区，即内上象限、内下象限、外上象限和外下象限，另外一个重要部分为腋窝部。

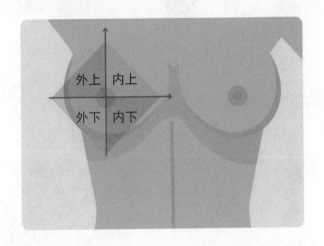

　　自我检查外观时，最好站在镜子面前，将衣服脱至腰部，双臂自然放下，观察自己的乳房大小、外形有无异常，乳头、乳晕、乳房皮肤的结构有无异常等。

　　触摸检查时，应平躺于床上，以并拢的手指掌面轻轻触摸，不可重按或挤捏。检查依次触摸乳房的4个区及腋窝部分，用对侧的示指、中指及无名指平放在乳房上检查，检查乳房内侧时，将同侧手臂上举放在头后，检查手自上而下进行触摸，直到乳房下缘；内侧检查完毕后把同侧手臂放下位于身旁，然后检查乳房外侧。外上象限发生肿瘤的概率较大,检查时应特别注意。

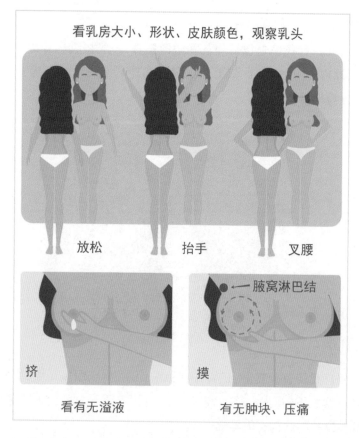

看乳房大小、形状、皮肤颜色,观察乳头

放松　　　　　抬手　　　　　叉腰

挤　　　看有无溢液

腋窝淋巴结

摸　　　有无肿块、压痛

最后还应检查腋窝内有无肿大的淋巴结。一侧乳房检查完毕后,用同样的方法检查对侧乳房。

除定期触摸外,女性需要熟悉自己乳房的外观和质感,了解自身乳房的正常状态非常重要。如发现任何改变,都应当立即去医院检查,千万不要延误。

以下各种情况需要重视

（1）单侧乳房或腋窝内有肿物或增生，并与另一侧不同。乳房肿块是乳腺癌最常见的症状，如未发生浸润，肿块多能推动，至乳腺癌中晚期，肿块多完全固定，不易被推动。

（2）乳房有形状或轮廓的改变，尤其是当手臂移动或上举时，会比较容易地发现乳房的改变。

（3）乳房的皮肤出现凹陷或皱褶。当癌瘤累及皮肤或癌瘤浸润乳房组织引起纤维化和挛缩时，可出现乳房皮肤凹陷或皱缩样改变；如癌瘤已广泛侵犯乳房皮肤及皮下淋巴管，则可引起皮肤橘皮样水肿；当病变进一步加重时，可出现皮肤破溃。

（4）一侧乳房出现不同于平时的疼痛或不适，可为阵发性隐痛、持续性钝痛或烧灼样痛。

（5）乳头的变化：乳头或乳头周围的皮肤上出现皮疹；乳头出血或潮湿，且不易好转；乳头位置的任何变化。

（6）乳头溢液：任何分泌物均应引起重视（除哺乳期分泌的乳汁外）。10%~20% 的乳腺癌患者可有乳头溢液症状，若乳房肿块伴有乳头溢液，则乳腺癌的可能性较大。

当出现典型乳房肿块时，乳腺癌诊断并不困难，通过局部检查多可以初步诊断。但是当肿块较小或乳房本身较大时，则需要借助辅助检查方法，乳腺超声检查和 X 线检查已成为普查及诊断乳腺癌的重要方法。

如果肿瘤检查正确，及早发现和及早治疗，早期乳腺癌患者5 年存活率超过 90%；但如果诊断时为晚期，5 年存活率降低一半。乳腺癌的治疗以手术治疗为主，同时可辅以放疗、化疗、内分泌治疗及免疫治疗等。

44. 了解子宫内膜癌的高危因素

子宫内膜癌是发生于子宫内膜的一组上皮肿瘤，一些罕见的病例起源于子宫肌层。

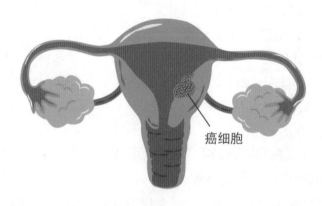

癌细胞

据统计，子宫内膜癌发生的中位平均年龄是 58 岁。45~65 岁的中老年妇女，并伴有或曾经伴有雌激素水平异常增高者更易"中招"。

肥胖

随着生活水平的提高，人们普遍吃得好、动得少，再加上进入高科技、智能化时代，大幅度降低了人类体力的活动，致使肥胖人数猛增。

究竟怎样才算肥胖呢？医学上常用体重指数（BMI）作为判断是否肥胖的指标。体重（kg）除以身高的平方（m^2）即为 BMI。一般认为，BMI>24kg/m^2 即为超重，BMI>28kg/m^2 就是肥胖了。

BMI（单位：kg/m²）对照图

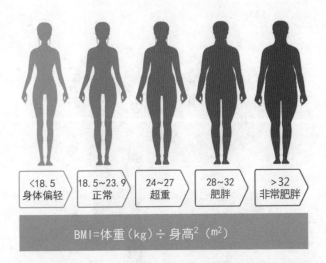

| <18.5 身体偏轻 | 18.5~23.9 正常 | 24~27 超重 | 28~32 肥胖 | >32 非常肥胖 |

BMI=体重（kg）÷身高²（m²）

　　肥胖不仅影响外观，它还是一种慢性疾病，会给身体带来一些危害而且可引发多种疾病，如高血压、糖尿病、高脂血症、冠心病等心脑血管疾病。肥胖女性还易合并一些妇科疾病，如卵巢功能不全、子宫内膜癌、卵巢癌、不孕症等。

　　这是因为脂肪组织内含有芳香化酶，肥胖女性卵巢以外的周围脂肪组织中的芳香化酶能够把雄激素转化成雌激素。肾上腺分泌的雄激素，在外周脂肪组织中也可被转化为雌激素。脂肪含量越高，这一过程越明显。除了脂肪组织，卵巢的性索间质肿瘤也可以异常分泌雌激素。雌激素高，就会对于子宫内膜产生持续性刺激，导致子宫内膜增厚，存在演变成子宫内膜癌的可能。

未生育

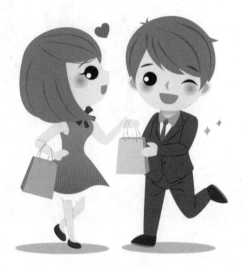

丁克家庭

不孕已在临床上被证实为肿瘤的高危因素,尤其是子宫内膜的恶性肿瘤与不孕的关系相当密切。有专家研究指出:女性一生中如果有一次完整的孕育过程,就能增加其10年的免疫力。这种免疫力可使女性能强有力地抗击妇科肿瘤及一些妇科疾病。

研究显示,与生育妇女相比,未生育妇女由于得不到孕激素的及时有效的防护,其乳腺癌、子宫内膜异位症等疾患的发病率均增高。

绝经晚(晚于52岁)

妇女绝经是衰老的信号,衰老意味着皮肤松弛、面容苍老、精力衰退、记忆力变差，因此没有人喜欢衰老。从古至今，如何抗衰老成为人类永不停歇探索的方向。于是有了雌激素替代治疗，它可以延缓更年期，推迟绝经时间。

但是，雌激素能够刺激内膜增殖，对于持续排卵少或者无排卵的患者，由于长期没有孕激素保护内膜，而雌激素又一直刺激内膜生长，最终可能导致癌变。多囊卵巢综合征（PCOS）的患者及绝经较晚者，尤其要警惕这种情况的发生。

糖尿病

大量流行病学研究证实，原发性 2 型糖尿病可以增加几种常见癌症的发病风险，如子宫内膜癌、乳腺癌和肝癌等。

糖尿病造成的高糖环境影响抑癌基因的活性，从而导致癌症风险增加。少摄入糖分，保持体内血糖始终处于较低水平，对预防部分肿瘤有着积极作用。

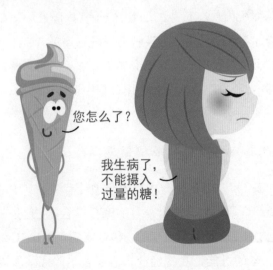

您怎么了？

我生病了，不能摄入过量的糖！

长期服用雌激素但未补充孕激素

　　绝经后且未切除子宫的妇女使用激素补充治疗时,长期单用雌激素会增加子宫内膜癌变的风险,可以考虑同时补充孕激素。

　　当然,这种风险应结合单纯使用雌激素的剂量和时间综合考量。总体来说,相对于未使用雌激素的绝经后妇女,癌变风险增加了 2~14 倍。但是,如果周期性添加孕激素 10~14 天或者一直联合使用孕激素,内膜癌变的风险则会降低。

长期使用他莫昔芬

　　他莫昔芬,又称三苯氧胺,是关于乳腺癌内分泌治疗的重要药物。它在不同的组织器官中表现为雌激素样的作用或对抗雌激素的作用,在子宫内膜中表现为雌激素样的促增殖作用。因为乳腺癌而服用他莫昔芬的妇女,患子宫内膜癌的风险较未服用者可增加 2~3 倍。由于他莫昔芬对乳腺癌患者带来的益处更大,因此,子宫内膜癌的风险不应成为乳腺癌患者拒绝应用他莫昔芬的理由,需要注意的是在应用过程中要定期体检,加强随访和监测。

遗传性非息肉性结直肠癌综合征

　　大约有 5% 左右的子宫内膜癌与遗传有关。其中关系最密切的遗传综合征是林奇综合征(HNPCC 综合征),这是一种源自生殖细胞 DNA 修复基因突变的遗传性疾病。HNPCC 综合征的患者有 40% 的可能性在绝经前罹患子宫内膜癌。所以有专家建议,对 HNPCC 综合征女性在 30~35 岁后可以开展每年 1 次的妇科检查、经阴道超声和内膜活检,监测有无子宫内膜癌的发生。

45. 绝经后阴道出血要警惕

女性的绝经,意味着子宫已经完成了它的生育功能,这也是女性开始进入衰老过程的重要标志之一。但有些绝经好几年的阿姨们会突然发现"月经"再次来访,以为是重返青春,过段时间自己就会好,而一直不去医院检查。

"绝经后阴道出血"可不是重返青春

出现这种情况,可不是重返青春的表现,而应立即警惕起来。

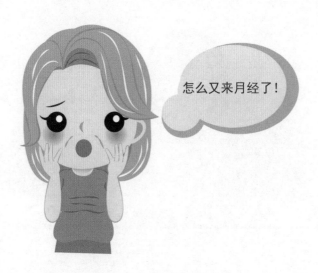

怎么又来月经了!

　　"绝经后阴道出血"是指女性绝经 1 年后再次出现阴道流血,通常表现为少量出血,有时仅为内裤上少量血迹,持续时间为几天到几周不等。

　　长期以来,绝经后阴道出血被视作恶性肿瘤的信号。但近年来,由于绝经后女性使用雌激素补充治疗的情况日益增多,由药物引起的内分泌性绝经后出血比例也有所上升。平时服用花粉及含有激素的滋养补药,也有引起阴道流血的可能。所以,当出现"绝经后阴道出血",首先需要尽快明确诊断,明确是否由恶性肿瘤所致。

　　在能引起绝经后出血的生殖道恶性肿瘤中,最常见的是子宫内膜癌。子宫内膜癌又称子宫体癌,是发生于子宫内膜的一组上皮性恶性肿瘤,可伴有阴道出血、排液。若癌肿累及子宫颈内口,可引起宫腔积脓,出现下腹胀痛及痉挛样疼痛,晚期浸润周围组织或压迫神经,可引起下腹及腰骶部疼痛。

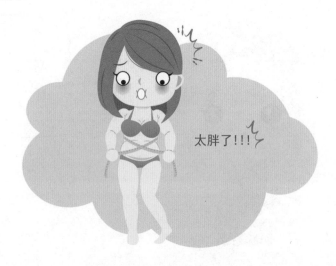

绝经后雌激素太"任性"，后果很严重

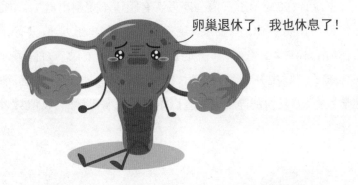

卵巢退休了，我也休息了！

　　女性绝经以后，体内激素会发生非常大的变化，但有些人体内的雌激素并没有迅速下降。雌激素过多如果没有孕激素的保护和监控，这些雌激素就会过度刺激子宫内膜的生长，时间长了，就会演变成恶性肿瘤。还有一些人，虽然卵巢不产生雌激素，但是体内脂肪细胞仍然在产生雌激素，会刺激子宫内膜的增生，增生达到一定程度，就会发生癌变。

哪怕绝经后只有一次出血，也应尽快排查

　　作为女性生殖系统常见三大肿瘤之一，子宫内膜癌近年来发病率有上升趋势，尤其是绝经前后发病率最高。尚未绝经者患有子宫内膜癌，可表现为月经增多、经期延长或经期紊乱。长期月经紊乱的女性，也应及时就诊，必要时定期使用孕激素或规律使用口服避孕药保护子宫内膜。但很多人都不在意，以为过段时间就会好，一直拖着不去医院检查，结果延误了诊治的最佳时机。此外，35岁以上的女性应每年定期进行妇科检

查和 B 超检查,也可在一定程度上起到子宫内膜癌初步筛查的作用。

据统计,90% 的子宫内膜癌患者有阴道不规则出血史,10%在绝经后阴道有出血。因此,绝经后的阴道出血,哪怕只有一次,哪怕只有少量出血,都一定要引起足够的重视。妇科医师在详细了解病史并妇科检查后,有针对性地采取妇科 B 超、细胞学检查、分段诊刮等辅助检查以帮助尽快明确诊断,以便对因治疗。

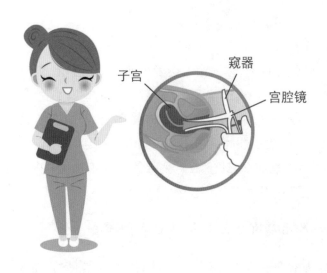

子宫　窥器　宫腔镜

46. 符合这四点,你已成为卵巢癌的高危人群

卵巢癌是女性生殖器官常见的恶性肿瘤之一,发病率仅次于子宫颈癌和子宫体癌,列居第三位。虽然发病率不是最高,但卵巢癌是妇科恶性肿瘤中死亡率最高的肿瘤。

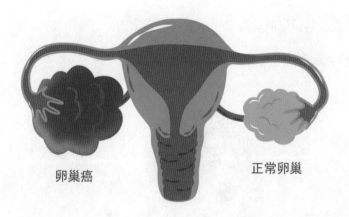

卵巢癌　　　　　　　　　　　　正常卵巢

卵巢癌是一大类发生于卵巢的恶性肿瘤的统称,根据组织学分类分为卵巢恶性上皮性肿瘤、恶性性索间质肿瘤、恶性生殖细胞肿瘤和卵巢的转移性癌四大类,最常见的是卵巢上皮性肿瘤。其发病原因不尽相同,并未被完全阐释清楚。其高发因素为:初潮早、绝经晚;有卵巢癌、乳腺癌或肠道肿瘤家族史;妊娠间期过久(持续排卵时间久)以及未生育的妇女卵巢上皮性肿瘤发病率高于多次分娩者。

初潮早、绝经晚

绝经代表女人的卵巢功能衰退,雌激素分泌枯竭,生殖功能消失。很多女性认为:绝经是女性走向衰老的一大标志,绝经的年龄越晚,说明女人保养得越好。但任何事物都有两面性——美国一项研究报告显示,女性一生中的排卵周期越长,发生卵巢癌的危险性就越大。初潮早(12岁之前)、绝经晚(50岁之后)是卵巢癌发病的危险因素之一。

关于绝经后人群使用雌激素替代治疗是否会增加卵巢癌发生风险,其研究结论尚存在争议,目前主流观点认为,无激素替代治疗禁忌证的患者使用雌激素是安全的。

有卵巢癌、乳腺癌或肠道肿瘤家族史

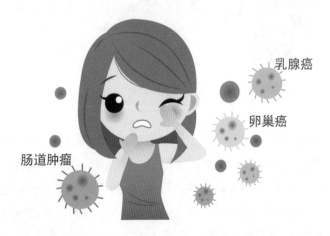

卵巢癌最重要的危险因素之一是有卵巢癌、乳腺癌或肠道肿瘤的家族史。这么明显的遗传倾向和家族聚集发病是因为卵巢癌的发病与某些易感基因有关。这类被称为"遗传性乳腺癌卵巢癌综合征"的疾病，是由于生殖细胞 17 号染色体上的 *BRCA1* 基因突变和 13 号染色体上的 *BRCA2* 基因突变。

在对大量卵巢癌患者的基因检查调查中发现，约有 5%~10% 的患者存在遗传性乳腺癌和卵巢癌易感基因 *BRCA1* 和 *BRCA2* 突变。也就是说，存在 *BRCA1* 和 *BRCA2* 突变的人，有极大的概率患有卵巢癌。好莱坞某位知名女星由于有家族病史，检查发现携带遗传性 *BRCA1* 基因突变，乳腺癌或卵巢癌风险很高。于是，37 岁时她先做了预防性的双侧乳腺切除手术，39 岁时又做了卵巢切除手术。

　　大约 10% 的女性卵巢上皮性癌有家族遗传倾向，其不论父方还是母方的一级亲属都更容易出现乳腺癌或卵巢恶性上皮性肿瘤，遗传模式符合常染色体显性遗传。乳腺癌一般发生于绝经前的年轻女性，而卵巢上皮性癌则在平均 50 岁的年龄高发。

　　另一类涉及卵巢上皮性癌的遗传性疾病是遗传性非息肉病性结直肠癌（又称 Lynch 综合征），其与修复性基因突变有关，其家庭成员可罹患卵巢癌、乳腺癌、肠癌、胃癌、胰腺癌和子宫内膜癌等多种肿瘤，更可怕的是，Lynch 综合征可累及连续三代人的家系，甚至更多。如果患病的是至亲，比如是父母、亲兄弟姐妹，则其本人患病的概率与患病的是远亲相比更高。

未生育

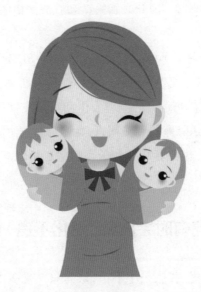

　　有研究表明，相较于从来没有生过宝宝的女性，有过分娩经

历的女性患有卵巢癌的风险会明显下降，而且这种优势会随着分娩次数的增加而愈加明显，这与卵巢排卵是有很大关系的。

持续的排卵是一种引起卵巢上皮发生癌变的危险因素。因为持续性排卵会导致卵巢上皮的损伤、加快卵巢上皮细胞的有丝分裂进程，也就是说，卵巢一直处于工作状态没有得到"休息"，会增加卵巢癌的概率。

怀孕的时候卵巢是不排卵的，这相对于从来没有怀孕经历的人来说，就相当于是对卵巢的一种"放假、休息"。哺乳期的女性卵巢也是处于长期无排卵的状态，因此母乳喂养不仅有利于宝宝的健康，对于母亲的健康也有益。流行病学的观察发现，使用口服避孕药也是一种对减少卵巢上皮性癌发生的因素，可能原因是与避孕药抑制排卵有关。

但人工流产的时候，卵巢不仅没有得到休息，反而得到了来自外界的不良刺激。因此未婚未孕和有流产史的女性更易患有卵巢癌。

对于尚未发生肿瘤，但已经查出自身 *BRCA1* 和 *BRCA2* 突变的女性，可以在无生育要求后预防性切除卵巢和输卵管，因为这类人群后续有非常大的概率发生卵巢上皮性癌或输卵管癌，但即使预防性切除卵巢和输卵管，她们仍有发生腹膜癌的可能。也有研究提示，输卵管结扎和子宫切除也可以减少卵巢上皮性癌的发生。

47. 卵巢癌有时会披着"消化不良"的外衣

很多人眼里，腹胀是小事情，认为只是吃多了，不消化。但是，如果女性长期持续腹胀，有可能是卵巢癌的表现。

据统计,我国女性卵巢癌的发病率居妇科肿瘤的第三位,但病死率却为首位。造成其病死率居高不下的原因是由于卵巢癌生长部位隐蔽,早期卵巢癌难以发现,大多数患者发现的时候就已经向盆腹腔转移,发展为肿瘤晚期,有时肿瘤最大可长到数十厘米。

虽然卵巢癌没有特殊的症状,但如果详细询问病史,有些人常在几个月前就有腹部疼痛、食欲减退、消化不良,经常胀气、嗳气或吃一点东西即饱的现象。而这些主诉又常被作为消化不良来处理,吃几粒肠胃药或者止痛药,结果让很多女性丧失了早期发现卵巢癌的机会。

虽然卵巢癌被称为"沉默杀手",但它还是有一些"蛛丝马迹"的:

腹胀

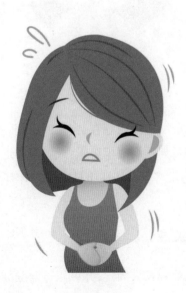

腹胀堪称是卵巢癌的"红牌"警告,常在未触及下腹部肿块前即可发生。肿瘤在腹腔内牵拉周围韧带,加上腹水的发生,使患者常有腹胀感。有些人腹胀几个月不求医,还以为自己是中年肥胖,并不重视。因此,有不明原因腹胀的女性,特别是更年期女性,应及时排查卵巢癌。

腹痛

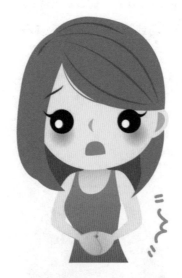

腹胀和腹痛不一定同时存在,腹痛的出现,通常意味着卵巢癌的加重。当卵巢癌浸润周围组织,或者与邻近组织发生粘连、压迫神经时,可引起腹痛,其性质是由隐隐作痛到钝痛,甚至为较剧烈的疼痛。

下肢及外阴部水肿

卵巢癌肿在盆腔长大固定,并可压迫盆腔静脉,或影响淋巴回流，天长日久使患者出现下肢、外阴部水肿。

月经异常

多数卵巢癌患者的月经在早期基本无变化，随着癌肿增大，癌细胞会破坏卵巢正常组织，导致卵巢功能失调，引起月经过少或闭经。如果卵巢肿瘤来源于性索间质成分，就可以分泌性激素，可能会引起绝经后的出血。

不明原因的消瘦

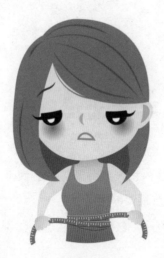

又瘦了一圈

卵巢癌逐渐长大，腹水形成，可机械性压迫胃肠道，引起食量减少及消化不良。除此之外，癌细胞大量消耗人体养分，使患者日益消瘦，贫血乏力，面色无华。腹腔内过量游离液体集聚形成腹水，可能导致食欲缺乏。

腰背痛

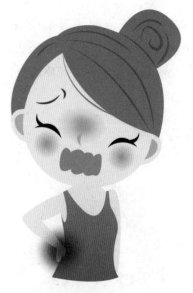

腰背痛

　　当体液在骨盆内积聚或肿瘤扩散到腹部或骨盆时，会直接刺激腰部组织，导致腰背部疼痛。